INFEKTIONS-KRANKHEITEN

2.0

Neuauflage

ISBN 3-929915-44-8

Karl Heinz Herzog
Neudörfer Str. 6 - 8
90402 Nürnberg
Phone: 0911-77 67 91 | Fax: 0911/ 77 67 94
E-mail: Verlag@ardea.de
www.ardea.de

9 783929 915440

Schön, wenn man sich steigern kann.

Mit der kompletten Neuauflage des Bandes Infektionskrankheiten tragen wir dem Umstand Rechnung, daß sich die Gesetzgebung derart verändert hat, daß es auch mit updates nicht mehr sehr viel Sinn macht, den alten Band neu aufzulegen.
Wir hätten eh nichts dagegen, die Bände neu zu schreiben - schließlich hat sich Frau Dr. Rommelfanger im Lauf der Jahre weiterentwickelt und wenn Sie die ersten Auflagen unserer Bücher kennen, so werden Sie dem lebhaft zustimmen können. Leider stehen da aber die damit verbundenen Kosten im Wege. Bevor die Unsitte einriß die Bücher gebraucht zu kaufen, die dann wiederverkauft wurden und wieder, bis dann letztlich ein Buch 5 Besitzer (für uns **nicht zahlende** Besitzer) hat, waren die Raubkopien unsere größte Sorge. Mittlerweile haben wir eine Sorge mehr. Wir sind zwar vielleicht die beste, die bekannteste und am weitesten verbreitetste Prüfungsvorbereitung, aber wir sind darauf angewiesen, Bücher zu verkaufen, um neue Bücher zu schreiben. Wenn wir hohe Auflagen in angemessener Zeit verkaufen, können wir die Neuauflagen ohne nennenswerte Probleme immer wieder mal komplett überarbeiten. Wenn Sie aber nur mit den gebrauchten und geerbten Büchern arbeiten, kommt halt auch nix Neues - in dem Fall nix **Besseres** - nach. Denken Sie also daran, bevor Sie auf E-bay mal wieder für gebrauchte Rommelfanger mehr bezahlen, als Sie beim Verlag für neue Bücher - und eventuell neue Auflagen bezahlt hätten.
Eine andere Sache, die uns am Herzen liegt, ist das derzeit wieder aufgeflackerte Haberfeldtreiben, das gegen einen Stützpfeiler vieler Heilpraktikerpraxen - die Neuraltherapie - zielt.
Wie soll man es sonst sehen, daß der Umgang mit Procain, das zwei Berufsgruppen benützen, der einen Berufsgruppe, bei der es keine Zwischenfälle gab, entzogen wird zugunsten der zweiten Berufsgruppe, bei der Zwischenfälle passiert sind - unter der Begründung, daß es Zwischenfälle mit dem Medikament gab. Unterstützt wird dies noch durch einen Vertreter der unbescholtenen Berufsgruppe (der HP's), der die - von ihm vertretenen - Mitglieder für zu blöde hält, um mit dem Medikament umzugehen.
Klingt krank und hirnrissig?
Stimmt - umso mehr freut es uns, daß wir bereits Lösungen gefunden haben und weiter finden werden.

Es geht auch anders - aber so geht es auch

... in diesem Sinne Ihr

Karl Heinz Herzog

Unsere Heinzelmännchen ...

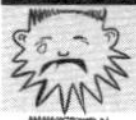	schlechte Prognose, ein Nachteil oder halt einfach „schlechte Karten“
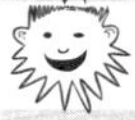	gute Prognose, Vorteil, günstig für Sie
	Hinweise, Tips oder auch Wichtiges für die Prüfung was nirgendwo steht aber schon nützlich war.
	Wiederum Hinweise (*Sie sehen, Sie werden verwöhnt*), auch Hinweise, Querverweise auf andere Themen oder Fragen, bzw. auch ... daraus folgt, ... das führt zu
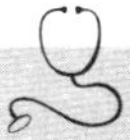	Untersuchung, Diagnose
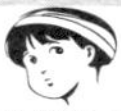	Therapie
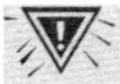	Wichtig, aufgepaßt ....Obacht!!
	Komplikationen, auch **ACHTUNG!** oder Vorzeichen für ernstere Zwischenfälle.
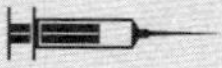	Impfung, Impfhinweise
⇄	Übertragungsweg
	Inkubationszeit
● ●	Aufzählungen, wichtige Punkte (*die z. T. auch schon wörtlich so gefordert wurden!*)
○ ⊙	ebenfalls Aufzählungen, aber (*meist*) thematisch untergeordnet (*im Sinne der Frage*)
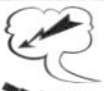	Beschwerden des Patienten, die er bei der Anamnese äußert.
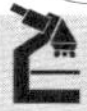	Labor; Befunde, apparative Diagnostik.
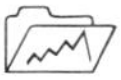	klinische Erscheinungen.
	bei diesem Symbol sollte Ihnen ein Licht aufgehen. Meist handelt es sich um pathophysiologische Fakten, oder um Zusammenhänge
	hier sollten Sie nachsehen bei ...
	ganz besonders wichtig für Sie: **BEHANDLUNGSVERBOT !!**
§§	das gehört ebenfalls zur **... GESETZESKUNDE !!**

Für die Systematiker unter Ihnen eine kleine Zusammenstellung der wichtigsten differentialdiagnostischen Hinweise für die Infektionskrankheiten:

GRAMPOSITIVE BAKTERIEN sind:

- Bacillus anthracis,
- Clostridien,
- Corynebakterium,
- Listerien,
- Mykobakterien,
- Staphyllokokken und
- Streptokokken.

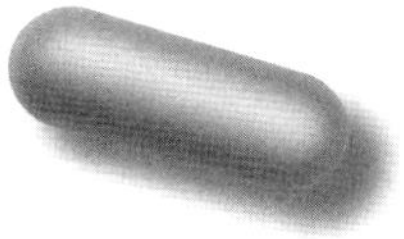

Alle anderen Bakterien sind **GRAMNEGATIV**.

Erreger, die **SPOREN** bilden:

- Bacillus anthracis und
- Clostridien.

Krankheiten, die aufgrund des **FERNTOURISMUS** an Häufigkeit zunehmend sind:

- Brucellosen,
- Lepra,
- Malaria,
- Hepatitis E,
- Polio,
- Shigellenruhr und
- Tuberkulose,
- Typhus.

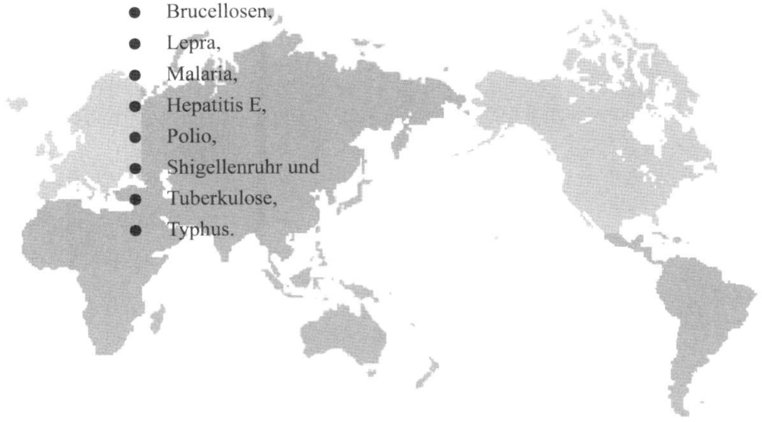

Krankheiten, die durch sog, **UNDULIERENDES** (wellenförmiges) **FIEBER** gekennzeichnet sind:

- Borreliosen,
- Brucellosen

Krankheiten, die durch **zweiphasisches Fieber** gekennzeichnet sind:

- virale Erkrankungen (*z.B. FSME, Gelbfieber*),
- Leptospirosen

Krankheiten, die mit **MENINGITIS/ENCEPHALITIS-SYMPTOMEN** oder **NERVENBETEILIGUNGEN** einhergehen können:

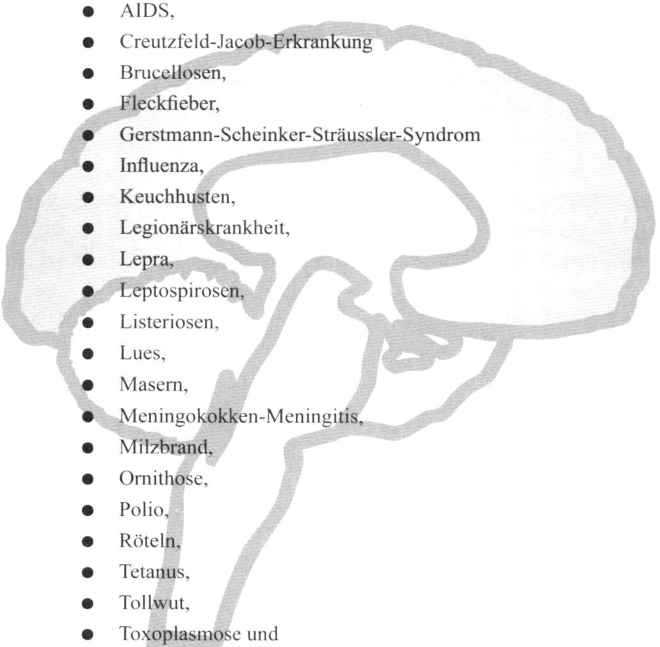

- AIDS,
- Creutzfeld-Jacob-Erkrankung
- Brucellosen,
- Fleckfieber,
- Gerstmann-Scheinker-Sträussler-Syndrom
- Influenza,
- Keuchhusten,
- Legionärskrankheit,
- Lepra,
- Leptospirosen,
- Listeriosen,
- Lues,
- Masern,
- Meningokokken-Meningitis,
- Milzbrand,
- Ornithose,
- Polio,
- Röteln,
- Tetanus,
- Tollwut,
- Toxoplasmose und
- Tuberkulose.

Die **ENTERITIS INFECTIOSA (VET)** kann durch folgende Erreger hervorgerufen werden:

• Adenoviren, Rotaviren:	➠ Kleinkinder
• Noroviren	➠ Gemeinschaftseinrichtungen; Gastroenteriditden im Winter
• Campylobakter (Heliobacter):	➠ hohes Fieber,
• Clostridien:	➠ bes. Fisch und Fleisch
	➠ kein Fieber
• E. coli, EHEC:	➠ Säuglinge, Kinder
• Salmonellen:	➠ alle Speisen, die bei Zimmertemperatur aufbewahrt werden
• Staphyllokokken:	➠ massives Erbrechen
• Yersinien	

Krankheiten, die direkt und häufig von **MENSCH ZU MENSCH** übertragen werden:

- Diphtherie,
- Impetigo contagiosa (*infektiöse Borkenflechte*),
- Keuchhusten,
- Krätze,
- [Läuse],
- Lepra,
- Lues,
- Masern,
- Meningokokken,
- Mumps,
- Pest (*Lungenpest*),
- Pocken,
- Shigellen,
- Tuberkulose,
- Typhus,
- Windpocken.

Krankheiten, die ihr Reservoir im **TIERREICH** haben:

- Borreliosen,
- Brucellosen,
- Echinokokkus (*Hunde-, Fuchsbandwurm*),
- Fleckfieber,
- Krätze,
- Listeriosen,
- Milzbrand,
- Ornithose,
- Pest,
- Q-Fieber,
- Rotz,
- Salmonellenenteritis,
- Tollwut,
- Toxoplasmose,
- Tuberkulose,
- Tularämie,
- Typhus,
- Yersiniosen.

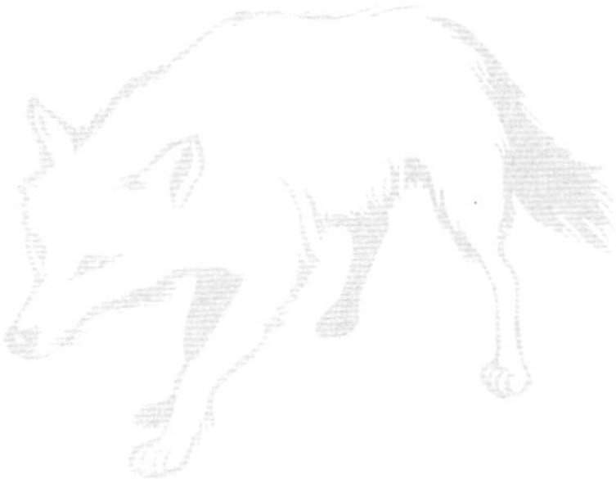

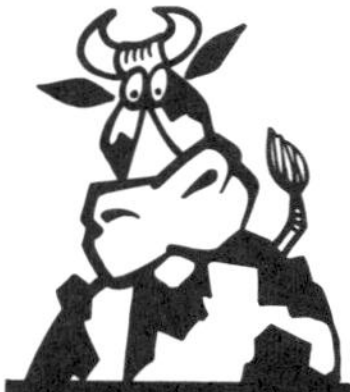

Pathophysiologisch in erster Linie eine **INTOXIKATION**:

- Botulismus,
- Cholera,
- Diphtherie,
- Gasbrand,
- Keuchhusten,
- Shigellenruhr,
- Staphyllokokkus-aureus-Enteritis,
- Tetanus.

Krankheiten, die **DIAPLACENTAR** übertragen werden können:

- Lepra,
- Listeriosen,
- Lues,
- Pest,
- Toxoplasmose,
- virale Erkrankungen

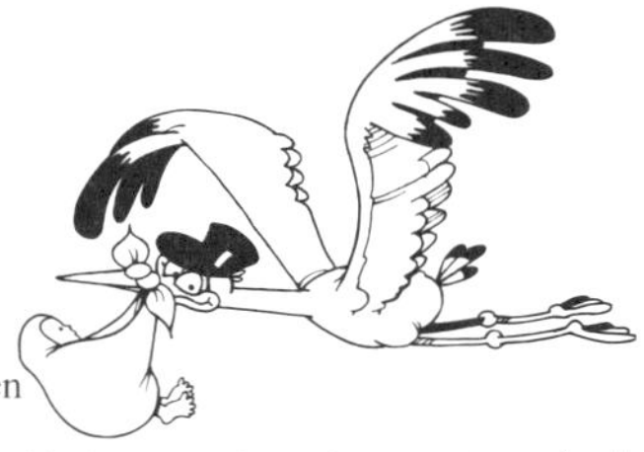

TRÖPFCHENINFEKTIONEN kommen vor bei:

- Diphtherie,
- Keuchhusten,
- Lepra,
- Listeriosen,
- Masern,
- Meningokokken,
- Mumps,
- Pest,
- Pocken,
- Polio,
- Tuberkulose,
- Windpocken.

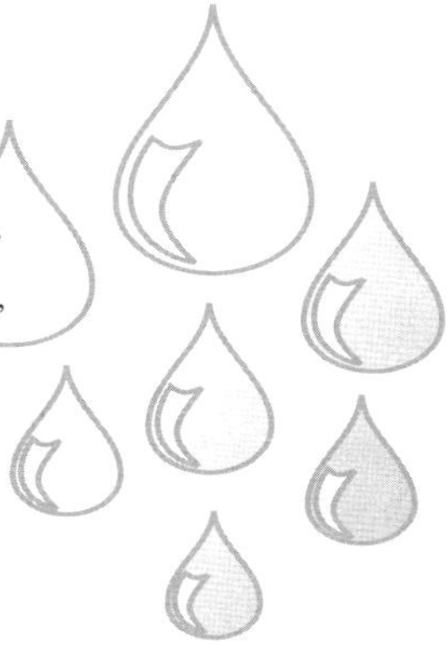

Übertragung durch INSEKTEN ist möglich bei:

ⓐ **MÜCKEN**:
- Gelbfieber,
- Malaria

ⓑ **FLIEGEN**:
- Milzbrand,
- Salmonellosen,
- Shigellen,
- Tularämie,
- Typhus.

ⓒ **KLEIDERLÄUSE**:
- Fleckfieber,
- Rückfallfieber

ⓓ **ZECKEN**:
- Borreliosen,
- Brucellosen,
- Frühsommermeningoencephalitis (*FSME*),
- Pest,
- Rückfallfieber,
- Tularämie

ⓔ **FLÖHE**:
- Brucellosen,
- Fleckfieber,
- Pest

ⓕ **WANZEN**:
- Brucellosen,
- Pest

Übertragung durch **FRISCHES BLUT** ist möglich bei:

- AIDS,
- Fleckfieber,
- Lues,
- Hepatitis B, C und D,
- Leptospirosen,
- Malaria,
- Q-Fieber.

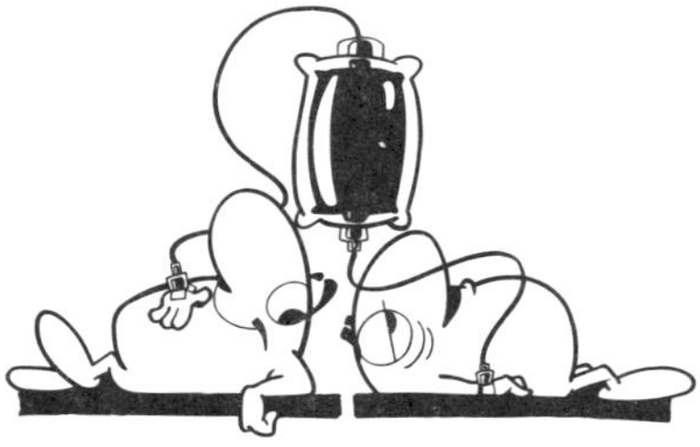

Übertragungen durch **LEBENSMITTEL** kommen vor bei:

- Brucellosen,
- Cholera,
- Diphtherie,
- Echinokokkus,
- FSME,
- Hepatitis A, E
- Leptospiren,
- Listeriosen,
- Rotz,
- Tularämie,
- Toxoplasmose,
- Tuberkulose (*Rinder-*),
- Typhus.

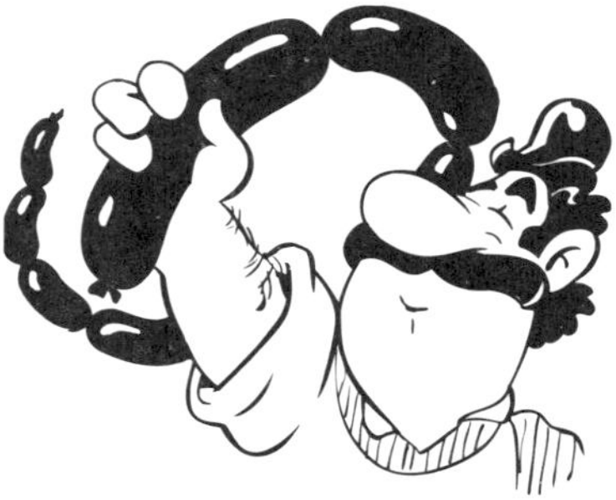

VENERISCHE ÜBERTRAGUNG
(Behandlungsverbot nach § 24 IfSG!) ist möglich bei:

- AIDS,
- Chlamydia trachomatis,
- genitales Warzenvirus,
- Gonorrhoe,
- Filzläuse,
- Hepatitis B, C und D,
- Herpes Typ II,
- Krätze,
- Lymphogranuloma venerum,
- Lues,
- Meningokokken,
- Molluscum contagiosum,
- Mykoplasma hominis,
- Soor,
- β - hämolysierende Streptokokken,
- Trichomonaden,
- Ulcus molle,
- Ureaplasma urealyticum,
- virusbedingtem hämorrhagischem Fieber,
- Zytomegalie.

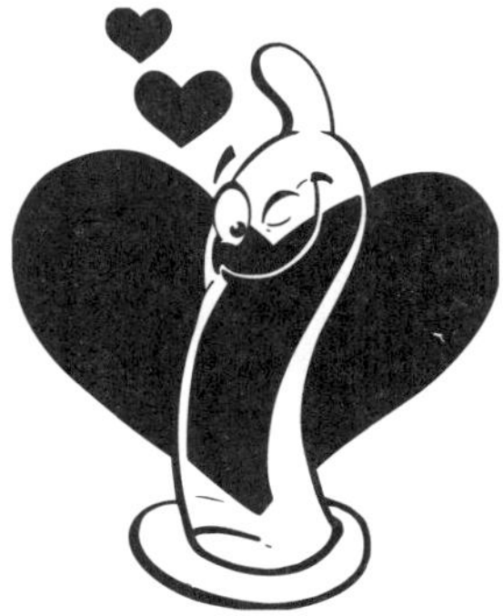

Folgende Krankheiten hinterlassen eine **IMMUNITÄT**:

- Fleckfieber,
- Keuchhusten, (*lebenslang*)
- Leptospiren, (*lang*)
- Masern, (*lebenslang*)
- Mumps, (*lebenslang*)
- Ornithose, (*kurz*)
- Paratyphus,
- Pest, (*lang*)
- Pocken,
- Q-Fieber,
- Tularämie, (*lebenslang*)
- Typhus,
- Windpocken (*lebenslang*).

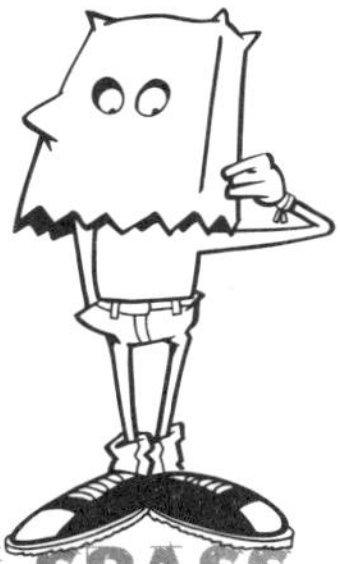

Ein IMPFSTOFF existiert gegen:

• Cholera,	(*Reiseimpfung*)
• Diphtherie,	(*regelmäßige Auffrischimpfungen empfehlenswert)*
• FSME,	(*bei entsprechender Gefährdung*)
• Gelbfieber,	(*Reiseimpfung*)
• Hepatitis A,	(*berufliche Indikation; Kanalarbeiter*)
• Hepatitis B,	(*im Säuglingsalter, Dialysepatienten, Leberkranke, med. Personal*))
• Hämophilus influenzae	(*im Kleinkindessalter*)
• Influenza,	(*besonders bei Älteren*)
• Keuchhusten,	(*im Kleinkindessalter*)
• Masern,	(*im Kleinkindessalter*)
• Meningokokken,	(*Immundefiziente, Reiseimpfung*)
• Milzbrand,	(*in besonderen Fällen; bei Tieren*)
• Mumps,	(*im Kleinkindessalter*)
• Pest,	(*in besonderen Fällen*)
• Pneumokokken	(*besonders bei Älteren*)
• Pocken,	(*die Pocken gelten als ausgerottet*)
• Polio,	(*Kindesalter, Reiseimpfung; Injektion*)
• Q-Fieber,	(*in besonderen Fällen*)
• Röteln,	(*im Kleinkindesalter*)
• Tetanus,	(*regelmäßige Auffrischimpfungen empfehlenswert*)
• Tollwut,	(*berufliche Indikation, im Verdachtsfall*)
• Tuberkulose,	(*BCG-Impfung;* ***wird nicht mehr empfohlen***)
• Tularämie,	(*in besonderen Fällen; Tierärzte*)
• Typhus	(*Reiseimpfung*).
• Varizellen	(*besondere Indikation, medizinisches Personal*)

1) Ein 50jähriger Patient, dessen erklärtes Hobby sein Rosengarten ist, kommt zu Ihnen mit Schmerzen und Steifigkeitsgefühl im Nacken und im Bereich der Kaumuskeln. Er hat viele kleine (frische und alte) Verletzungen auf beiden Händen.

Mehrfachauswahl

Welche beiden Aussagen sind richtig?

Ⓐ Es handelt sich vermutlich um eine Überarbeitung.

Ⓑ Sie schicken den Patienten sicherheitshalber zum ärztlichen Notdienst.

Ⓒ Sie behandeln den Patienten gar nicht, da die Erkrankung, die am wahrscheinlichsten ist, unter den § 6 IfSG fällt.

Ⓓ Eine Komplikation der Erkrankung dieses Patienten könnte eine Atemlähmung sein.

Ⓔ Bläschen im Bereich der Hände unterstützen Ihre Verdachtsdiagnose.

Antwort:

☒ Lösung Ⓑ Ⓓ

Tja, in einem Buch über Infektionskrankheiten ist die Antwort einigermaßen leicht – aber wären Sie in der Praxis auch drauf gekommen?

Natürlich – es könnte sich um eine **TETANUSINFEKTION** handeln.

Schuld ist der berühmte Rosendorn, d. h. sehr **KLEINE VERLETZUNGEN**, die sich durch das entstehende Ödem sofort wieder schließen und somit eine abgeschlossene Kammer bilden können. Das ist die ideale Umgebung für unseren Tetanuskeim. Unter **ANAEROBEN BEDINGUNGEN** kann er sich so richtig austoben und vermehren.
Aber natürlich können auch große Verletzungen zu einer Tetanusinfektion führen: Lazerationsverletzung (*Riß-Quetsch-Verletzungen*) können ebenso Taschen - und dadurch **ANAEROBE KAMMERN -** bilden.

Doch schauen wir uns erst mal die „Hauptperson" der ersten Frage an:

TETANUS wird hervorgerufen durch **CLOSTRIDIUM TETANI**, einem grampositiven Keim, der unter normalen, d. h. aeroben Bedingungen **Sporen** bildet. Wachsen kann er nur unter **ANAEROBEN BEDINGUNGEN**; die vegetative Form verträgt keinen Sauerstoff.
Wie alle Clostridien bildet auch Clostridium tetani ein starkes **EXOTOXIN**

☞ **siehe AMTSARZTFRAGEN MIKROBIOLOGIE**

so daß man pathophysiologisch bei der Erkrankung Tetanus von einer **Intoxikation** spricht. Die Bakterien selbst bleiben schön brav an ihrem Eintrittsort sitzen (Lokalinfektion); eine entsprechende Vermehrung ist typischerweise durch **SCHMERZEN IN EINER ABHEILENDEN WUNDE** gekennzeichnet.
Bei diesem Leitsymptom **WIEDER AUFTRETENDE SCHMERZEN IN EINER ABHEILENDEN WUNDE** sollte man eigentlich schon graue Haare bekommen; man hat hier die Wahl zwischen Tetanus oder Tollwut; beide sind wahrlich keine erfreulichen Erkrankungen.

Dieses Tetanustoxin ist **neurotoxisch** und blockiert die hemmenden Neurone des Hirnstamms und des Rückenmarks, so daß es zu einer Überaktivität der aktivierenden Neurone (= **Muskelkrämpfe**) und zu einer Überaktivität des Sympathicus kommt.

Ganz typisch sind Verkrampfungen der Kiefermuskulatur, der sog. **TRISMUS**, sowie ein typische Gesichtsausdruck: der **RISUS SARDONICUS**; früh entwickeln sich auch Krämpfe der Nackenmuskulatur.
Die ersten typischen Symptome entwickeln sich im Durchschnitt 14 Tage nach einer oft sehr kleinen Verletzung.
Je kürzer die Inkubationszeit, um so schlechter ist die Prognose.

Diese Verkrampfungen wandern dann weiter nach kaudal und beziehen die Pharynxmuskulatur mit ein; diese Spasmen gehen mit einem **GLOTTISKRAMPF** einher und verhindern während dieser Zeit das Atmen. Da die Hirnrinde nicht betroffen ist, bekommt der Patient das ganze Geschehen mit. Tetanuspatienten erinnern sich noch Jahrzehnte später an das Datum und die Dauer ihrer **PHARYNXSPASMEN**. Die Intervalle zwischen solchen Spasmen werden immer kürzen und erreichen 3 Tage nach dem ersten Spasmus ihren Höhepunkt (die „Krisis")
Ab dem 10. Tag ist die Spasmushäufigkeit rückläufig und die Patienten brauchen in der Regel weitere 6 Wochen um sich komplett zu erholen.

Mögliche **Komplikationen** sind

- **ATEMLÄHMUNGEN**, die nicht nur peripher durch die Spasmen sondern auch **ZENTRAL** ausgelöst sein können,
- Symptome seitens des **VEGETATIVEN NERVENSYSTEMS**, wie z. T. lebensbedrohliche Herzrhythmusstörungen und
- Wirbelfrakturen durch spastische Kontraktionen des M. erector spinae (**OPISTHOTONUS**).

Das „Beste" kommt aber noch: da das Toxin sich sehr schnell innerhalb der Nervenzellen aufhält, hinterläßt eine abgelaufenen Erkrankung **KEINE IMMUNITÄT**; man hat also nur die Möglichkeit diese schöne Erkrankung durch eine **Impfung** zu vermeiden.

Bei der **TETANUSIMPFUNG** gibt es eine passive und eine aktive Impfung:

- bei der **PASSIVEN IMPFUNG** werden Antikörper gegen das Toxin verabreicht; man erreicht dadurch, daß sich das Toxin erst gar nicht in die Nervenzellen begeben kann (bei rechtzeitiger Therapie natürlich!)

- bei der **AKTIVEN IMPFUNG** verabreicht man eine harmlose Variante des Toxins (**TOXOIDIMPFUNG**). Die aktive Impfung wiederholt man 3 x um eine komplette Immunisierung für die nächsten 10 Jahre zu erreichen.

Man kann die aktive und die passive Impfung, wenn nötig, auch gleichzeitig verabreichen (**SIMULTANIMPFUNG**), z. B. wenn man keinen ausreichenden Impfschutz voraussetzen kann. Die passive Impfung wirkt sofort - aber nur kurz; der aktive Impfschutz setzt nach 10 bis 14 Tagen ein, also dann, wenn der passive Impfschutz schon wieder verschwunden ist.

So weit, so gut, schauen wir uns jetzt mal die Frage an:

Wir haben also unseren Rosengärtner mit seinen zahlreichen kleinen Verletzungen an den Händen; das Steifigkeitsgefühl im Nacken und im Gesicht könnte auf Tetanus hinweisen.

Ⓐ Eine **Überarbeitung** macht sich wohl eher in Kreuzschmerzen bemerkbar; solche allgemeinen und an sich nichtssagenden Diagnosen wie „Überarbeitung“ kann man nur nach gründlicher Untersuchung und Ausschluß aller anderen Möglichkeiten stellen.

Ⓑ Wenn wir schon Tetanus vermuten, ist das Mittel der nächsten Wahl eine **IMPFUNG** - und diese bitte so schnell wie möglich.
Das Sinnvollste ist es, den Patienten schleunigstens zu Arzt (**ÄRZTLICHEN NOTDIENST**) zu schicken.

Ⓒ Tetanus fällt **nicht** unter den § 6 IfSG, damit ist die Aussage C auch falsch. Tetanus ist gar nicht meldepflichtig. Der Heilpraktiker behandelt aus Gründen der **SORGFALTSPFLICHT** nicht, denn: der Heilpraktiker führt keine Impfungen durch, da die Impfstoffe alle verschreibungspflichtig sind.

Ⓓ Tetanus kann eine **ATEMLÄHMUNG** machen; und zwar sowohl

- eine periphere (durch die Spasmen) als auch
- eine zentrale (Insuffizienz des Atemzentrums)

Ⓔ Der **AUSSCHLAG** paßt irgendwie nicht zum Tetanus.

Bläschen könnten sich bei Gasbrand bilden; Gasbrand macht aber keine Spasmen und Muskelsteifigkeiten.

Leitsymptom bei Gasbrand ist der plötzlich auftretende starke Schmerz am Verletzungsort nach einer Inkubationszeit von Stunden bis Tagen. Es entwickelt sich schnell ein Ödem um die Wunde mit braun-lila Verfärbung der Haut. Später treten dann Blasen und das typische Knistern auf.

2) Aussagenkombination

Welche Aussage/n zur Tuberkulose ist/sind richtig?

1. Es kann eine respiratorische Insuffizienz resultieren.
2. Die Erkrankung kann im gesamten Körper Herde setzen.
3. Tuberkulose ist in erster Linie über Gegenstände (Spielzeug z. B.) ansteckend.
4. Tuberkulose ist ausschließlich menschenpathogen.
5. Es kann zu Blutbeimengungen im Sputum kommen.

Ⓐ Alle Aussagen sind richtig.
Ⓑ Nur die Aussagen 1, 2, 4 und 5 sind richtig.
Ⓒ Nur die Aussagen 2 und 5 sind richtig.
Ⓓ Nur die Aussagen 1, 2 und 5 sind richtig.
Ⓔ Nur die Aussagen 3 und 4 sind richtig.

Antwort:

☒ Lösung Ⓓ

Schauen wir uns mal die **TUBERKULOSE** an:

Erreger sind

- **MYCOBAKTERIUM TUBERCULOSIS,**
- **MYCOBAKTERIUM AFRICANUM** und
- **MYCOBAKTERIUM BOVIS.**
  „bovis" gibt einen Hinweis auf das **Rind** – es handelt sich hier um die Rindertuberkulose, die auch auf den Menschen übertragbar ist (durch Milch, Rohmilchkäse etc) und die dann in erster Linie zu einer Darmtuberkulose führt.

④ Tuberkulose ist also doch nicht nur menschenpathogen.

③ Die „normale" Übertragung ist durch **Tröpfcheninfektion**, also Anhusten oder Anniesen eines bisher Unbescholtenen...
Nach einer Inkubationszeit von 4 bis 12 Wochen kann es zu einer Erkrankung kommen; allerdings entwickeln nur ca. 10 % der Betroffenen überhaupt Zeichen einer Infektion.
Diese Zeichen sind auch zu allem Überfluß sehr uncharakteristisch und gleichen mehr einer **GRIPPE** als etwas anderem.

② Je nach der Abwehrlage des Patienten kann sich allerdings eine relativ bösartige Variante, die **MILIARTUBERKULOSE** entwickeln.

Hier kommt bei aufgrund der schlechten Funktion des Immunsystems zu einer Absiedlung in allen Organen; es bilden sich überall Granulome, die in ihrem Inneren die Mykobakterien (und Zelldetritus) enthalten:

➡ die typischen **TUBERKULOME** mit der
➡ **käsigen Nekrose** in der Mitte.

❶ Diese Tuberkulome zerstören Organe; es kann auch mal zu einer echten Organinsuffizienz kommen.

Bei einer guten Abwehrlage dagegen werden, sofern es überhaupt zur Ansteckung kommt, diese Tuberkulome abgekapselt und verkalken.
Man kann in diesen Fällen nur an der positiven Reaktion des **TINE-TESTS** (Tuberkulose-Hauttest) erkennen, daß das Immunsystem mal Kontakt hatte mit Tbc-Erregern.

☞ **siehe AMTSARZTFRAGEN IMMUNOLOGIE**

Allerdings kann es Jahre später zu einer Reaktivierung kommen: die **POSTPRIMÄR-TBC**.

Wenn das Immunsystem im Alter oder durch Diabetes oder durch das metabolische Syndrom o. ä. geschwächt ist, können sich die Erreger lymphogen oder hämatogen über den Körper verbreiten und siedeln sich in Laufe der nächsten Monate und Jahre in allen möglichen Organen ab:

Lunge	➡	unproduktiver Husten, ev. mit Blutbeimengung
Niere	➡	Kennzeichen: „**STERILE“ LEUKOZYTURIE**, da sich die intrazellulär lebenden Erreger nur schwer nachweisen lassen
Knochen	➡	**GIBBUS**: der Spitzbuckel, der durch Wirbeleinbrüche entsteht
Meningen	➡	**BASALE MENINGITIS** mit Hirnnervenbeteiligung
Haut	➡	**APFELGELEEFARBENE INFILTRATIONEN**

Leber, Darm, etc.

Bei der Postprimär-Tbc werden die Granulome recht groß; z. T. mehrere Zentimeter im Durchmesser. Falls die Tuberkulome die Pleura mit einbeziehen, kann es auch mal zu einem **Pneumothorax** kommen.

Wenn die Abwehr z. B. durch geeignete Einstellung des Diabetes wieder normal arbeitet, werden die Tuberkulome aus der Lunge abgehustet (der Patient kann in diesem Stadium Andere anstecken) und zurück bleibt ein Loch in der Lunge – eine **KAVERNE**.
Diese Kavernen, die sog. **SIMONSCHEN SPITZENHERDE** befinden sich gerne in den **OBEREN LUNGENABSCHNITTEN**, da die oberen Lungenabschnitte aufgrund der besonderen Durchblutungsregelung (Euler-Liljestrand-Reflex) infektgefährdeter sind.

☞ **siehe AMTSARZTFRAGEN ATMUNGSSYSTEM**

Prinzipiell geht eine Tbc-Erkrankung in unseren Breiten mit eher uncharakteristischen Symptomen einher:

- Krankheitsgefühl,
- **Nachtschweiß**,
- subfebrile Temperaturen,
- leicht erhöhte Senkung.

Der Erregernachweis ist schwierig.

Mykobakterien gehören zu den sog. **SÄUREFESTEN** Keimen; d. h. man braucht für einen Nachweis eine besondere Färbemethode, die **ZIEHL-NEELSEN-METHODE**.

Aber auch hier ist das Ergebnis oft falsch negativ, da die Mycobakterien sich prima intrazellulär, z. T. sogar innerhalb von Makrophagen verstecken können.

Man kann

- aus dem Sputum,
- aus dem Bronchialsekret (entnommen bei einer Spiegelung) oder
- aus dem Nüchtern-Magensaft bzw. von einem Kehlkopfabstrich Material gewinnen und mikroskopisch untersuchen.

Die Therapie umfaßt eine Langzeitbehandlung mit 3 verschiedenen Antibiotika.

§§ Tuberkulose ist meldepflichtig bei **ET** (Erkrankung und Tod) nach **§ 6 IFSG**.

Die früher allgemein verbreitete BCG-Impfung wird heute **nicht** mehr empfohlen.

3) Mehrfachauswahl

Welche beiden Aussagen zur Mumps sind richtig?

Ⓐ Der Heilpraktiker darf Mumps nach § 6 IfSG nicht behandeln.

Ⓑ Mumps ist eine alleinige, lokalisierte Infektion der Ohrspeicheldrüse.

Ⓒ Eine Ansteckung bei Mumps kann erfolgen über den Speichel, Urin oder die Muttermilch.

Ⓓ Die Inkubationszeit dauert 2 bis 5 Tage.

Ⓔ Gegen Mumps existiert eine empfohlene Impfung.

Antwort:

☒ Lösung Ⓒ und Ⓔ

MUMPS ist ausschließlich menschenpathogen und wird hervorgerufen durch das **MUMPSVIRUS**.

Ⓒ An Mumps kann man sich anstecken durch Kontakt mit

- Speichel (Tröpfcheninfektion),
- Urin oder
- Muttermilch
- oder durch Spielzeug.

Das Virus ist sehr kontagiös.

Die Krankheit verläuft in 40 % der Fälle inapparent, wobei diese Patienten das Virus aber **AUSSCHEIDEN** können.

Ⓓ Bei den restlichen 60 % tritt nach einer **INKUBATIONSZEIT VON 18 BIS 21 TAGEN** Fieber auf. Der Patient fühlt sich ausgesprochen unwohl, was wohl auch den Namen erklärt (*to mump = traurig schauen*). Im klassischen Fall tritt nach 2 Tagen eine Schwellung der **OHRSPEICHELDRÜSE** mit verminderter Speichelsekretion und Mundtrockenheit auf. Dieser Zustand dauert in der Regel 4 Tage. Die Schwellung kann zunächst auch erst mal einseitig sein; die 2. Seite folgt dann in weniger als 1 Woche.

Ⓑ Mumps selber ist aber eine **ALLGEMEININFEKTION**. Wenn man entsprechend sucht, kann man das Virus in allen Organen nachweisen.

Pathophysiologisch ist das Virus in der Lage, aus **GANGEPITHELIEN** Zellen abzulösen; bei der nächsten Drüsenkontraktion werden diese losen Zellen nach vorne geschwemmt und sind so in der Lage, **Drüsenausführungsgänge** zu **verstopfen**.

➡ Auf diese Art und Weise kommt auch die Schwellung der Ohrspeicheldrüse zustande – ein **ABFLUSS-STAU**.

☠ Komplikationen:

- ☠ Orchitis (*Hodenentzündung; der Hoden besteht praktisch nur aus Kanälchen*),
- ☠ Brustdrüsenentzündungen
- ☠ Meningitis,
- ☠ Encephalitis,
- ☠ Innenohrstörungen,
- ☠ ev. auch eine Zerstörung der Langerhansschen Inselzellen des Pankreas (*Diabetes Typ 1*) bei einer Pankreatitis.

Ⓔ Als epidemiologischen Schutz gibt es eine **IMPFUNG**, die jahrelang anhält, die Erkrankung selbst hinterläßt eine lebenslängliche Immunität.

Die Mumpsimpfung wird zusammen mit dem Masern- und Rötelnimpfstoff als Dreierkombination (**MEHRFACHIMPFSTOFF**) um das 1. Lebensjahr herum verabreicht. Früher hat es keinen Sinn, da mütterliche Antikörper den Impferfolg in Frage stellen würden.
Eine 2. Impfung kann bereits 4 Wochen nach der 1. Impfung erfolgen, spätestens aber bis zum 18. Lebensjahr. Ein guter Zeitpunkt für die 2. Impfung wäre die Schuleingangsuntersuchung.

Ⓐ Mumps ist im Infektionsschutzgesetz § 34 erwähnt und fällt damit gemäß § 24 IfSG unter das

BEHANDLUNGSVERBOT für den Heilpraktiker.

Sie hatten diese Antwort als richtig angekreuzt? – Genau lesen – in der Frage stand Behandlungsverbot **nach § 6** IfSG; im § 6 ist Mumps nicht erwähnt!

☞ **siehe AMTSARZTFRAGEN GESETZESKUNDE**

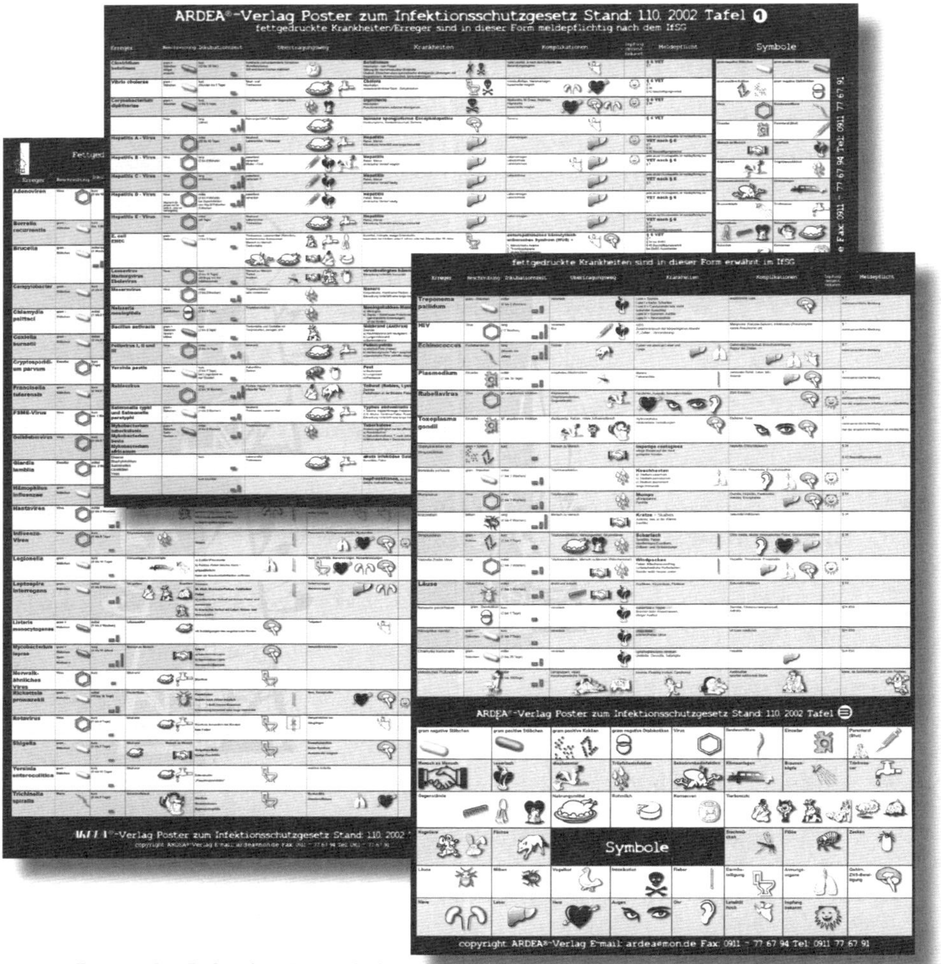

Unsere **Poster der Infektionskrankheiten**

Auf drei Poster verteilt im passenden zum-auf-die-Tür-kleben-Format (ca 50x70) nach der besten und einzigen Systematik strukturiert, die sich für das Infektionsschutzgesetz überhaupt noch finden läßt. Alle drei Poster (Schwarz/weiß) zusammen sind ein Satz. Ein Satz kostet (noch) 19,80 Euro zuzüglich **einmal** Porto. Wenn Sie sich zusammentun und mehrere Sätze bestellen, sparen Sie sich das Porto.

Zu bestellen direkt beim Verlag:

Tel: 0911-77 67 91 Fax: 0911-77 67 94 oder per mail ardea@mon.de

4) **Einfachauswahl**

Welche Aussage zur Meningokokkenmeningitis ist richtig?

Ⓐ Der Erreger ist ein Prion.

Ⓑ Es gibt viele asymptomatische Träger.

Ⓒ Typisch ist das undulierende Fieber, das Spätkomplikationen auszeichnet.

Ⓓ Eine Übertragung durch Fliegen ist häufig.

Ⓔ Die Inkubationszeit beträgt einige Wochen.

Antwort:

☒ Lösung Ⓑ.

Die Meningokokken-Meningitis wird durch einen gram-negativen Diplokokkus hervorgerufen: **NEISSERIA MENINGITIDIS**.

Ⓐ Unter einem **PRION** versteht man kleine Eiweißpartikel, die in der Lage sind, körpereigene Eiweiße so umzufalten, daß daraus Krankheitssymptome entstehen.

Klassischer Fall: die **spongioformen Encephalopathien** (meldepflichtig nach **§ 6 IfSG** bei VET).

Die Meningokokken-Meningitis ist weltweit verbreitet, kommt jedoch in Brasilien, südlich der Sahara (der sog. **Meningitisgürtel**), in Indien und in Nepal endemisch vor. Der Erkrankungsgipfel liegt in den Trockenzeiten; im Meningitisgürtel also jährlich wiederkehrend.

Ⓑ Die **Erkrankungswahrscheinlichkeit** bei einer Ansteckung mit Meningokokken ist aber relativ **gering**; in den allermeisten Fällen resultiert aus einer Infektion nur ein **ASYMPTOMATISCHER TRÄGER**, der allerdings Andere anstecken kann.

Die Ansteckung erfolgt durch **TRÖPFCHENINFEKTION**; zumindest ist ein enger Kontakt zu Infizierten nötig.
Möglicherweise ist der Keim auch venerisch übertragbar.

Ⓓ Durch Fliegen können diese Neisserien nicht übertragen werden.

Ⓔ Die Erkrankung beginnt nach einer **Inkubationszeit** von wenigen **Tagen**.

Es gibt 3 mögliche Verläufe:

❶ eine **NASOPHARYNX**-Infektion mit etwas Halsweh.
Der Patient weiß in aller Regel nichts von den Meningokokken und hält das Ganze für eine „normale" Halsentzündung..

❷ Die eigentliche **MENINGOKOKKEN-MENINGITIS**.
Sie beginnt schlagartig mit hohem Fieber, tierischen Kopfschmerzen und schwerem Krankheitsgefühl. Der Patient hat alle Zeichen einer Meningitis (Erbrechen, Lichtscheu, Nackensteife etc.) und sehr hohes Fieber.

Beide Erkrankungen können innerhalb von Stunden in eine **SEPSIS** übergehen:

❸ das **WATERHOUSE-FRIDRICHSEN-SYNDROM**. Hier stehen Thrombosen und Einblutungen im Vordergrund; die Sepsis kann letal enden. Sichtbar sind die Einblutungen in Haut und Konjunktiven, der Blutdruck sinkt ab (Plasmaverlust). Die Sepsis endet fast immer mit Defektheilungen, wie z. B. einer **Nebenniereninsuffizienz**.

☞ **siehe AMTSARZTFRAGEN HORMONSYSTEM**

Es gibt normalerweise keine chronischen Verläufe.

PRÄVENTION: es existiert eine **IMPFUNG**; sie ist im **Bedarfsfall** empfehlenswert, d. h. für Leute, die eng mit der einheimischen Bevölkerung zusammenleben: Entwicklungshelfer, Treckingurlauber etc.

Ⓒ Das **undulierende Fieber** ist was ganz Anderes: es gehört zu den chronischen **Brucellosen** und ist gekennzeichnet durch immer wieder auftretende Fieberschübe. Der Patient ist müde, schlapp und fühlt sich andauernd „nicht auf der Höhe seiner Leistungsfähigkeit".

	Amtsarztfragen
	Atmungsorgane
	Bewegungsapparat
	Checkbuch
	Differentialdiagnose Band I
	Differentialdiagnose Band 2
	Gesetzeskunde 2.0 (IfSG)
	Bundle Gesetzeskunde (BSeuchG) & update & Gesetzeskunde (IfSG) 2.0
	Hämatologie
	Hals-Nase-Ohren
	Herz/Kreislauf Vorklinik
	Herz/Kreislauf Klinik
	Hormonsystem
	Immunologie
	Infektionskrankheiten
	Mikrobiologie/Hygiene
	Niere
	Nervensystem Vorklinik
	Nervensystem Klinik
	Notfallmedizin
	Psychiatrie
	Psychotherapie Band 1
	Psychotherapie Band 2
	Psychotherapie Band 3
	Stoffwechselerkrankungen
	Vademecum HP
	Vademecum Psychotherapie
	Verdauungsorgane Vorklinik
	Verdauungsorgane Klinik
	Lehrbücher
	Grundlagen d. psychoneuralen Therapie®
	Die Segmenttherapie
	Atlas der Reflexzonendiagnose
	Aktuelle Gesetzeskunde

Nebenstehend eine Auflistung der Titel von Frau Dr. Rommelfanger im ARDEA-Verlag.
In der Reihe der Amtsarztfragen wird anhand von authentischen Prüfungsfragen der Prüfungsmodus vermittelt, sowie durch die Kommentierung der Fragen durch Frau Dr. Rommelfanger das jeweilige Wissensgebiet erarbeitet.
Das Checkbuch ist für Sie die Messlatte, wie weit Sie mit Ihrem Wissensstand sind. Durch die willkürliche Auswahl aus dem gesamten Stoffgebiet, sowie der Auswertungsmöglichkeit, können Sie 4 Prüfungen simulieren, ohne 4 mal die Prüfungsgebühr zu bezahlen.
Bei den Lehrbüchern gibt es zum einen die aktuelle (*aktualisierte*) Gesetzeskunde als Paragraphenwerk mit Kommentar (*Rommelfanger*). Die Fragen zu den Gesetzen dürfen Sie sich hier selber stellen.
Das Zuckerle haben wir uns zum Schluß aufgehoben: Die

Schriften zur Neuraltherapie

Hier hat Frau Dr. Rommelfanger uns die wissenschaftlichen Hintergründe der Regelkreise von Erkrankungen zusammengefaßt, sowie die Behandlung durch Neuraltherapie über die Segmente. Eine bildhafte Erfassung und Darstellung zur Diagnose und Therapie finden Sie schließlich in ihrem

ATLAS DER REFLEXZONENDIAGNOSE.

SIEHE SEITE 40

5) Ordnen Sie zu:

Ⓐ	Scabies	❶	Verlauf normalerweise ohne Ausschlag
Ⓑ	Masern	❷	hellroter, nicht konfluierender Ausschlag
Ⓒ	Röteln	❸	kleinstfleckiger, rauher Ausschlag
Ⓓ	Mumps	❹	Ausschlag mit starkem Juckreiz, besonders nachts oder bei Wärme
Ⓔ	Scharlach	❺	konfluierender, leichter erhabener, roter Ausschlag

Antwort:

☒ Ⓐ 4
☒ Ⓑ 5
☒ Ⓒ 2
☒ Ⓓ 1
☒ Ⓔ 3

Kinderkrankheiten sind doch immer wieder der Hit.

Nachdem Sie die meisten Krankheiten nicht behandeln dürfen, sollten Sie auch erkennen, was Ihnen der Gesetzgeber untersagt hat.

☞ **siehe AMTSARZTFRAGEN GESETZESKUNDE**

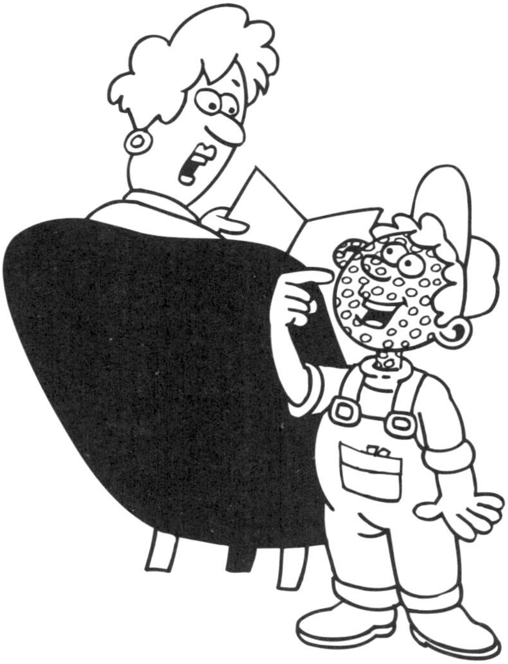

Ⓐ **SCABIES**, die Krätze, ist eine Erkrankung, die mit einem Befall der Haut mit **KRÄTZMILBEN** (kleine Spinnchen) einhergeht.

Die Spinnchen bohren nach der Art der Borkenkäfer Fraßgänge in das **STRATUM CORNEUM DER HAUT** und legen ihre Eier; pro Tag schafft so ein fleißiges Milbenweibchen 0,5 bis 5 mm Bohrgang. Bei einer Lebensdauer von ca. 8 Wochen macht das ... na ja, die Haut wird in ihrer obersten Schicht jedenfalls ganz schön löchrig (*zwischen 28 mm und 280 mm für unsere Einsteins*).
Aus den Eiern entwickeln sich Larven, die sich von Epithelzellen und Lymphflüssigkeit ernähren. Noch merkt unser Patient nicht viel.
Erst in der 2. Phase kommt es zu einer **allergischen Sofortreaktion** gegen Milbenkot und gegen tote Milben. Jetzt **JUCKT** das Ganze fürchterlich: auf jedem Bohrgang entstehen Pusteln. Die Pusteln stehen (zumindest laut Lehrbuch) entlang den Gängen und sind damit **strichförmig** angeordnet. Mit einer Lupe können die Gänge in der Haut gesehen werden.

Ganz typisches Kennzeichen ist, daß der Juckreiz bei einer **VERMEHRTEN DURCHBLUTUNG** fast unerträglich wird:

- **NACHTS** unter der warmen Bettdecke,
- in der **SAUNA**,
- unter der **HEISSEN DUSCHE**.

Die Milben machen sich häufig auf den Handrücken, in den Gelenkbeugen und um die Brustwarze herum breit.

Therapie: es gibt etliche Krätzemittel; nach einem schönen warmen Bad und einer Bürstenmassage ist die Haut auch entsprechend aufnahmebereit.

⇄ **Übertragung**: es werden immer die Weibchen übertragen: sie können 14 Tage in Gegenständen wie Decken, Teddybären, Kleidung, Blutdruckmanschetten überleben. Scabies breitet sich im Kindergarten schnell aus; das hat weniger was mit Hygienefehler zu tun als viel mehr mit der Überlebensfähigkeit der Milben.

Kein Wunder, daß Scabies im **§34 IFSG** erwähnt ist und unter's **BEHANDLUNGSVERBOT** für den HP fällt.
p.s.: wer es nicht übers Herz bringt, den Teddy oder die Schmusedecke mit „Haustieren" wegzuwerfen – Einfrieren funktioniert auch!

Inkubationszeit: bei einer Erstinfektion dauert es ca. 4 Wochen bis sich die typischen Symptome bemerkbar machen.

Ⓑ **MASERN**:

Erreger ist das **MASERNVIRUS**; es handelt sich immer um eine **GENERALISIERTE INFEKTION**. Inapparente Verläufe sind sehr selten.

Die **ÜBERTRAGUNG** erfolgt entweder über die Konjunktiven oder den Atemtrakt durch **TRÖPFCHENINFEKTION**.

INKUBATIONSZEIT: 10 Tage

Vom 10. bis 14. Tag **PRODROMALZEICHEN**:

- Fieber,
- Konjunktivitis,
- laufende Nase,
- **KOPLIKSCHE FLECKEN**.

Die berühmten Koplikschen Flecken befinden sich auf der Wangenschleimhaut: hellrote Punkte mit einem weißen Zentrum.

Ab dem 14. Tag tritt dann ein leicht erhabenes rotes **KONFLUIERENDES EXANTHEM** auf; später schuppt das Exanthem ab. Der Ausschlag ist ein Zeichen der Heilung; in der Regel ist 3 Tage nach Auftreten des Exanthems das Virus eliminiert.

Masern kann mit bösartigen **KOMPLIKATIONEN** einhergehen: die Komplikationen treten dann gehäuft auf, wenn das Immunsystem entweder zuviel (allergisch) oder zuwenig (Immunsuppression) reagiert.

- Die **MASERN-PNEUMONIE** stellt eine bakterielle Superinfektion dar.
- In 2 % der Fälle tritt eine knappe Woche nach dem Ausschlag eine üble **ENCEPHALITIS** auf.
- 5 bis 10 Jahre später kann es zu einer **SSPE** (subakut sklerosierende Panencephalitis) kommen: das Gehirn wird bei dieser Erkrankung abgebaut; die SSPE endet tödlich.

PRÄVENTION: es gibt eine Kombi-Impfung mit Röteln und Mumps

➡ **siehe Frage # 3**

Die Erkrankung hinterläßt eine lebenslange Immunität.

Masern fällt unter den § 6 IfSG und damit unter das **BEHANDLUNGSVERBOT FÜR DEN HP**.

© **RÖTELN**:

Für die Röteln ist das **RÖTELNVIRUS** (Rubellavirus) verantwortlich.

Im Gegensatz zu den Masern gibt es viele Fälle, bei denen die Röteln bei Kindern **inapparent** verlaufen.

Die Inkubationszeit ist 2 bis 3 Wochen, dann gibt ein leichtes Fieber, Schnupfen und einen hellroten, mittelfleckigen **NICHTKONFLUIERENDEN AUSSCHLAG**. Der Ausschlag entwickelt sich innerhalb von Stunden; er beginnt **HINTER DEN OHREN** und breitet sich von oben nach unten aus. Weiterhin sind **LYMPHKNOTENSCHWELLUNGEN**, besonders hinter den Ohren und im Nacken typisch.

Das große Problem ist jedoch, daß das Virus plazentagängig ist und fetale Schäden macht; die Trias

- Katarakt,
- Taubheit und
- Herzfehler (meist ein offener Dct. arteriosus Botalli)

ist typisch für die angeborene Rötelninfektion.

Eine Röteln-Erstinfektion in der Schwangerschaft kann auch einen Fruchttod zur Folge haben.
In der Hauptsache stört das Virus die plazentare Blutzufuhr; die ersten 2 Schwangerschaftsmonate sind am gefährlichsten.

PRÄVENTION:

DREIERIMPFUNG mit Masern und Röteln;

♀ bei Mädchen vor der Pubertät (und vor einer möglichen Schwangerschaft)!

Nach § 7 IfSG ist die angeborene Rubellavirus-Infektion meldepflichtig und fällt damit unter das **BEHANDLUNGSVERBOT FÜR DEN HP**.

Ⓓ **MUMPS**:

Die Mumpserkrankung kennen wir ja schon.

siehe Frage # 3

Wichtig war hier zu wissen, daß Mumps typischerweise mit einer **Ohrspeicheldrüsenschwellung** einhergeht; ansonsten stellt sie kein besonders großes Problem für ein intaktes kindliches Immunsystem dar.

Deshalb kommt es auch **nicht** zu einem Hautausschlag – ein Exanthem im Zuge von Infektionskrankheiten ist in vielen Fällen Hinweis auf eine „Allgemein-Mobilmachung" des Immunsystems, wobei die Langerhansschen Zellen der Haut einfach mitreagieren.

♂ Wenn die Rötelnimpfung für Mädchen wichtig ist (Schwangerschaft), ist die Mumpsimpfung für Jungs wichtig: als Komplikation kann sich bei einer Erstinfektion nach oder während der Pubertät eine **HODENENTZÜNDUNG** ausbilden.

Ⓔ **SCHARLACH**

SCHARLACH ist ein Erkrankung, die durch **B-HÄMOLYSIERENDE STREPTOKOKKEN DER GRUPPE A** (Streptococcus pyogenes) hervorgerufen wird.

⇄ Die Übertragung erfolgt durch Schmier- oder Tröpfcheninfektionen, aber auch über Gegenstände, Nahrungsmittel oder Wunden kann der Keim in den Köper gelangen.

Da es sich bei der Erkrankung Scharlach eigentlich um eine Überreaktion des Immunsystems auf die Streptokokken handelt, kann man Scharlach auch mehrmals bekommen.

Inkubationszeit: wenige Tage

- Plötzlicher Beginn mit hohem Fieber,
- Kopf- und Halsschmerzen und
- Lymphknotenschwellungen.
- die Zunge ist im Anfang dick belegt – die Erdbeerzunge,
- dann wird der Zungenbelag abgestoßen – die Himbeerzunge.

Der Ausschlag taucht ab dem 2. Tag auf und sieht ein bißchen aus wie gerötete Gänsehaut:

- dicht,
- kleinstfleckig und
- rauh.

Am stärksten ist der Unterbauch und das Schenkeldreieck betroffen.
Typisch ist auch die Blässe um den Mund (periorale Blässe) im fiebergeröteten Gesicht.

6) Mehrfachauswahl

Bei welchen der genannten Krankheiten ist der Krankheitserreger ein Bakterium?

Wählen Sie 3 Antworten.

Ⓐ Röteln
Ⓑ Keuchhusten
Ⓒ M. Weil
Ⓓ Gelbfieber
Ⓔ Legionellose

Antwort:

☒ Lösung Ⓑ, Ⓒ und Ⓔ.

So ganz grob sollte man sich auch bei den Erregern aus dem § 7 auskennen.

Ⓐ **RÖTELN** werden hervorgerufen durch das **RÖTELNVIRUS** (Rubellavirus).

Charakteristika der Erkrankung sind

- oft inapparenter Verlauf
- **kleinfleckiger nicht konfluierender AUSSCHLAG**, der hinter den **OHREN** beginnt und sich rasch über den ganzen Körper ausbreitet
- **LYMPHKNOTENSCHWELLUNGEN** besonders hinter den Ohren und im Nackenbereich.

siehe POSTER DER INFEKTIONSKRANKHEITEN für eine Kurzdarstellung

Das Virus kann bei einer Erstinfektion vornehmlich im 1. Schwangerschaftsdrittel eine **EMBRYOPATHIE** mit

- Katarakt,
- Innenohrschwerhörigkeit und
- Herzfehlern auf dem Gewissen haben.

♀ Deshalb sollten alle Mädchen bevor sie schwanger werden (können) gegen Röteln geimpft sein.

Der Impfstoff wird als Dreierkombination Masern-Mumps-Röteln verabreicht.
siehe Frage # 3

Die angeborenen Röteln sind nichtnamentlich meldepflichtig nach §7 IfSG und fallen damit unter das **BEHANDLUNGSVERBOT FÜR DEN HP**.

Ⓑ **KEUCHHUSTEN** wird von dem **Bakterium** **BORDETELLA PERTUSSIS** verursacht, ein gram-negatives Stäbchen.

Pathophysiologisch lähmt das Toxin die Zilien des Respirationstrakts und öffnet damit Zweiterkrankungen Tür und Tor.

Steckbrief der Erkrankung:

nach einer Inkubationszeit von ca. 1 Woche beginnt das

- 1 bis 2 Wochen dauernde **STADIUM KATARRHALE**, das wie eine normale Erkältung aussieht. Danach ist entweder der Spuk vorbei oder es folgt das
- mehrwöchige **STADIUM CONVULSIVUM** mit stakkatoähnlichem Husten, Erbrechen eines zähen Schleims und ev. Stimmritzenkrämpfen mit Zyanose.
- Im 3. Stadium, dem **STADIUM DECREMENTI** klingen die Symptome langsam ab; der Husten kann aber noch monatelang weiter persistieren.

Normalerweise dauert Keuchhusten ca. 6 Wochen.

Mögliche **KOMPLIKATIONEN** sind

- **OTITIS MEDIA**,
- **PNEUMONIE** mit **ATELEKTASEN** und **BRONCHIEKTASEN**, sowie
- **LEISTENHERNIEN** durch das Husten.

Keuchhusten ist im § 34 IfSG gewähnt und fällt auch wieder unter das Behandlungsverbotfür den HP.

Wenn man jetzt noch gewußt hätte, was der M. Weil ist!

© Der **M. WEIL** ist eine Erkrankung, die durch **LEPTOSPIREN** verursacht wird, gramnegative Spirochaeten; genauer heißt das **Bakterium** Leptospira interrogans.

⇌ Der Keim wird von **Nagetieren** (Urin, Blut) über Hautverletzungen oder Speisen übertragen und hat Endothelschäden mit **Blutungsneigungen** auf seiner Liste.

Das Wesentliche in Kürze:

die Symptome entwickeln sich nach einer Inkubationszeit von ca. 1 Woche.

- Die leichteste Form ist das **FELDFIEBER** – eine Art Grippe.
- Die schlimmste Form ist der **M. WEIL**;
  es handelt sich um ein akutes Leberversagen.

Der Krankheitsverlauf ist biphasisch:

- die erste Phase dauert ein knappe Woche und ist durch einen Hautausschlag, Kopfweh, Gliederschmerzen, Fieber etc. gekennzeichnet.
  ☠ In diesem Stadium können die Leber und die Nieren den Geist aufgeben.

- Daran schließt sich in vielen Fällen eine 2. Phase, die einige Tage bis 1 Monat dauernd kann.
  Die Leptospiren verschwinden jetzt aus dem Körper, das Fieber klingt ab, dafür können unangenehme Organsymptome, wie
  - Meningitis,
  - Encephalitis,
  - Spastik oder
  - Ikterus auftreten.

Prävention: Nutztiere sind gegen Leptospiren impfbar.

Leptospira interrogans steht im **§ 7 IfSG**; damit behandelt der HP diese Keime nicht.

Ⓓ **GELBFIEBER** ist wieder eine **virale Krankheit**.

Auch sie ist im **§ 7** zu finden – Behandlungsverbot für den HP.

⇄ Das Virus wird durch **STECHMÜCKEN** übertragen (Aedes aegypti) und kommt in den tropischen Gebieten von Afrika und Amerika vor. Reservoir sind Affen; es treten immer wieder kleine Epidemien auf.
Die Erkrankungsverläufe können völlig unterschiedlich sein: von inapparent bis letal.

Nach einer kurzen Inkubationszeit von wenigen Tagen bekommt der Patient **FIEBER**; manchmal bis 40 °. Einige Tage danach tritt eine **GELBSUCHT** auf,
deshalb „Gelbfieber".

Die ausgebrochene Erkrankung ist oft letal.

Es gibt eine spezielle **GELBFIEBERIMPFUNG**, die 10 Jahre anhält; sie darf nur durch besonders ermächtigte Stellen durchgeführt werden.

Ⓔ Die **LEGIONELLOSE** ist nun wieder eine **bakterielle Krankheit**:

LEGIONELLA PNEUMOPHILA heißt der Keim mit vollem Namen.

⇄ Er verbirgt sich gerne im warmen Süßwasser:

- **KLIMAANLAGEN**,
- **BRAUSENKÖPFE**,
- Luftbefeuchter;
- auch in Krankenhäusern (**NOSOKOMIALE INFEKTION**).

Von dort aus kann er nach einer Inkubationszeit von ein paar Tagen

- grippeähnliche Symptome mit Fieber und Durchfall verursachen.
  Im weitern Verlauf können sich
- Nierenblutungen,
- Desorientiertheit und
- Lungensymptome entwickeln.

Die Letalität ist 8 bis 30 %.

Da die Legionellen auch im § 7 erwähnt sind, behandelt der HP diesen Keim ebenfalls nicht.

ATLAS DER REFLEXZONENDIAGNOSE

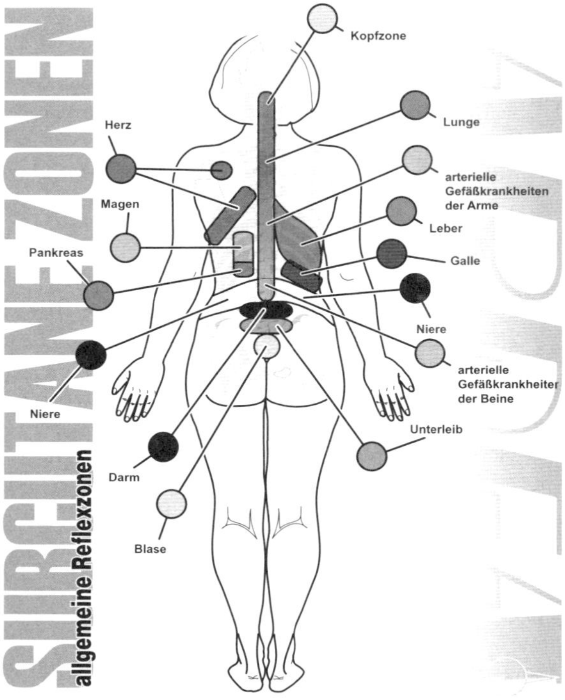

Eine Seite unseres Atlas der Reflexzonendiagnose, die Ihnen zeigt, wie mannigfaltig sich organische Probleme darstellen können, und wieviel dem geschulten Therapeuten schon ein einziger Blick - auf den Rücken zum Beispiel - verraten kann. Hier haben wir es mit den subkutanen Zonen zu tun, dem Bindegewebe. In diesem Bereich sind besonders punkt- bis flächenmäßige veränderte Areale die Indikatoren für organische Befindlichkeitsstörungen.

Der Vorteil für den Therapeuten liegt aber nicht alleine in der Diagnose, sondern vielmehr darin, daß sich die Organe über die Reflexzonen behandeln lassen.

Der Atlas ist die konsequente Zusammenführung der Arbeiten von Head, MacKenzie, Kibler und weiteren Ärzten und Wissenschaftlern mit den Erkenntnissen und Beobachtungen von Frau Dr. Rommelfanger, deren Grundlage in unserem ersten Band der „Schriften zur Neuraltherapie“ nachzulesen sind.

Wie es sich für wichtige Erstausgaben gehört, hat der Verlag dem Atlas eine besonders edle Verarbeitung gegönnt, die sich nur auf diese Erstauflage beschränkt - und das beim gleichen Preis, wie die späteren Auflagen! Sie sollten also zugreifen, solange es noch den Band gibt.

BESTELLUNG ÜBER DEN VERLAG:

7) Aussagenkombination

Welche Aussage/n zur Frühsommermeningoencephalitis ist/sind richtig?

1. Die Frühsommermeningoencephalitis wird durch Borrelia burgdorferi verursacht.
2. Die Frühsommermeningoencephalitis wird durch Zecken übertragen.
3. Es existiert eine Impfung.
4. Die Frühsommermeningoencephalitis ist meldepflichtig nach § 6 IfSG.
5. Die Frühsommermeningoencephalitis tritt endemisch auf.

Ⓐ Alle Aussagen sind richtig.
Ⓑ Nur Aussagen 2, 3 und 5 sind richtig.
Ⓒ Nur Aussagen 1, 2 und 3 sind richtig.
Ⓓ Nur Aussage 4 ist richtig.
Ⓔ Nur Aussagen 1, 3 und 5 sind richtig.

Antwort:

☒ Lösung Ⓑ.

Die **FRÜHSOMMERMENINGOENCEPHALITIS** (*FSME*) wird durch **VIREN** hervorgerufen.

Sie kommt endemisch in **WALDGEBIETEN** hauptsächlich zwischen Mai und Oktober vor. Besonders betroffen sind Bayern und Baden-Württemberg.

siehe Amtsarztfragen MIKROBIOLOGIE/HYGIENE.

Die Krankheit wird entweder

- durch eine **ZECKE**, den Holzbock (*Ixodes ricinus*) übertragen, oder
- durch den Genuß unbehandelter, frischer **KUHMILCH** (*Rohmilch*). Dieser Übertragungsweg ist allerdings sehr selten.

Nach einer **INKUBATIONSZEIT VON 7 BIS 14 TAGEN** tritt Fieber und Kopfschmerz auf. Anschließend geht's dem Patienten 1 Woche relativ gut.

Die 2. Phase verläuft z. T. wesentlich schwerer mit

- Zeichen der Meningoencephalitis,
- Fieber und
- starken Kopfschmerzen.

Ein zweiphasischer Verlauf heißt auch

BIPHASISCHER Verlauf.
Die 2. Phase muß nicht immer stattfinden; in 90 % der Fälle haben die Patienten einfach nur die erste Phase als „Sommergrippe".

Gegen die FSME existiert ein aktiver und ein passiver **IMPFSTOFF**; als weitere Prophylaxe soll man eine Zecke, die man bemerkt, **sofort** entfernen und die Bißstelle desinfizieren. Die Erreger werden nämlich erst gegen Ende des Saugvorgangs weitergegeben.

FSME steht leider nicht im § 6, sondern im §7 IfSG; der HP behandelt aber dennoch nicht.

❶ **BORRELIA BURGDORFERI** ruft den **M. LYME** hervor.

⇄ Der M. Lyme wird zwar auch durch **ZECKEN** übertragen; es existiert hier aber keine Impfung und die Erreger haben die Unart, manchmal sehr lange im Körper zu persistieren und eine Vielzahl von Störungen zu produzieren. Sie siedeln sich gerne in den kleinen Gelenken ab und verursachen schmerzhafte Arthritiden.

Der Krankheitsverlauf:

- typisch ist hier das **ERYTHEMA MIGRANS**, das sich in den nächsten Wochen nach dem Zeckenbiß um die Bißstelle herum ziemlich kreisförmig ausbildet.
- Hinzu kommen in diesem Stadium **GRIPPEÄHNLICHE SYMPTOME** mit Fieber, Kopf- und Gliederschmerzen, ev. Lymphknotenschwellungen und reduziertem Allgemeinzustand.

Dieses erste Stadium kann ausheilen oder in eine sog. **NEUROBORRELIOSE** übergehen:

- Meningitis,
- Hirnnervenlähmungen,
- AV-Block etc.

Nach vielen Wochen bis nach Jahren kann es zu einem 3. Stadium kommen:

- **ARTHRITIS** der großen und kleinen Gelenke
  (bei der Punktion sind z. T. Borrelien nachweisbar) und
- **MUSKELSCHMERZEN**.
  Diese Schmerzen treten oft diskontinuierlich auf und machen die Diagnostik schwer.

Unsere Jahresausbildung 2006:

Neuraltherapie-Ausbildung:

psychoneurale Therapie n. Dr. Rommelfanger

Termin:	Ab Januar 2006 jeweils SAMSTAG von 15.⁰⁰ - 18.⁰⁰
Kosten:	**Schüler 645.- Euro / Gäste 716.- Euro**
	Der Aufbaukurs (n. bestandener Prüfung d. Segmenttherapie)
Termin:	Ab Mai 2006 jeweils SAMSTAG von 15.⁰⁰ - 18.⁰⁰
Kosten:	**Schüler 875.- Euro / Gäste 972.- Euro**

Alle Kurse werden von Frau Dr. Rommelfanger im ARDEA®-Ausbildungszentrum gehalten!

Wer die aktuellen Termine braucht, schaut am besten unter **www.ardea.de** im Internet, wer wissen möchte, ob noch Plätze frei sind, wer mehr Infos will oder wer sich anmelden möchte: e-mail **ardea@mon.de** Tel: **0911-77 67 91** Fax **0911-77 67 94**

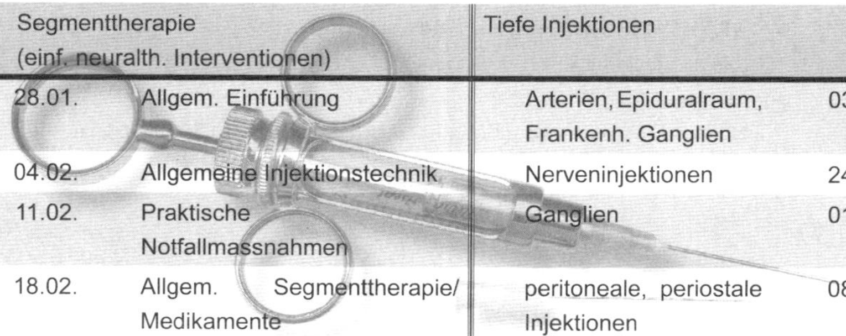

Segmenttherapie (einf. neuralth. Interventionen)		Tiefe Injektionen	
28.01.	Allgem. Einführung	Arterien, Epiduralraum, Frankenh. Ganglien	03.06.
04.02.	Allgemeine Injektionstechnik	Nerveninjektionen	24.06.
11.02.	Praktische Notfallmassnahmen	Ganglien	01.07.
18.02.	Allgem. Segmenttherapie/ Medikamente	peritoneale, periostale Injektionen	08.07.
25.02.	Segmenttherapie I Leber	Gelenke, Schilddrüse	15.07.
18.03.	II Herz/Kreislauf	Prüfung	22.07.
25.03.	III Magen-Darm-Trakt	**Arbeit mit Patienten**	
01.04.	IV Lunge	Arbeit mit Patienten	23.09.
29.04.	V Unterleib	Arbeit mit Patienten	07.10.
06.05.	VI Abwehrsystem, Blase/Niere	Arbeit mit Patienten	14.10.
13.05.	VII Stütz- und Halteapparat	Arbeit mit Patienten	24.10.
20.05.	Prüfung	Arbeit mit Patienten & Prüfung	28.10.

8) Ordnen Sie zu:

Ⓐ Hepatitis A

Ⓑ Hepatitis B

❶ Inkubationszeit 28 Tage,
❷ venerische Übertragung möglich,
❸ Übertragung durch Blutkonserven,
❹ akute Form meldepflichtig nach § 6 IfSG bei Erkrankung und Tod,
❺ Infektion durch Austern,
❻ nie chronischer Verlauf,
❼ kann Mitursache eines Leberkarzinoms sein.

(***Es können auch Mehrfachzuordnungen getroffen werden.***)

Antwort:

☒ Lösung Ⓐ ❶ ❹ ❺ ❻

☒ Lösung Ⓑ ❷ ❸ ❹ ❼

Es gibt 5 verschiedene Hepatitisformen bzw. -erreger:

- die **HEPATITIS - A**,
- die **HEPATITIS - B**,
- die **HEPATITIS - C**,
- die **HEPATITIS - D** und
- die **HEPATITIS - E**.

❹ Alle diese Hepatitiden sind durch Viren verursacht und die akute Form ist immer **MELDEPFLICHTIG BEI VERDACHT, ERKRANKUNG UND TOD**.

Ach so, Sie haben die Aussage 4 nicht genau gelesen?

Es wurde hier behauptet, die akute Virushepatitis sei meldepflichtig bei Erkrankung und Tod und Sie haben ein „nur" hineingedichtet?!

*Wenn eine Erkrankung bei **VET** meldepflichtig ist, meldet man natürlich auch bei **Erkrankung** und bei **Tod**.*

Gewöhnen Sie es sich an, speziell die Multiple Choice Fragen konzentriert durchzulesen!!

Schauen wir uns mal die gefragten Hepatitisformen an:

Die Hepatitis A:

Die Hepatitis A wird durch das Hepatitis-A-Virus verursacht und kann auch ohne beeindruckende klinische Symptome verlaufen.

⇄ Das Virus wird **FÄKAL-ORAL** übertragen, also hauptsächlich über

- kontaminiertes Wasser oder
- Nahrungsmittel.

Das Virus ist weltweit verbreitet; besonders kommt es jedoch in den Tropen, in den Subtropen und im Mittelmeerraum vor.

Ein gutes Übertragungsmedium sind deshalb **MUSCHELN**, die in verschmutztem Wasser gezüchtet wurden und roh gegessen werden (Austern) oder auch Salat, der in „natürlichem" Wasser (keine Trinkwasserqualität) gewaschen worden ist.

Die **INKUBATIONSZEIT BETRÄGT 2 BIS 6 WOCHEN**, im Mittel 28 Tage.

Die Erkrankung verläuft in 2 Phasen:

- die erste Phase beginnt wie **GRIPPE** mit eventuell leicht erhöhter Temperatur.
- Nach ca. 2 Wochen kommt es typischerweise in einer 2. Krankheitsphase zu einem **IKTERUS**; allerdings gibt es auch anikterische Verläufe. Diese Phase kann Tage bis Wochen dauern; es kann zu einer Hepatosplenomegalie kommen mit Cholestase und Hautjucken.
- ➡ Hier finden wir auch den **BIERBRAUNEN URIN MIT SCHÜTTELSCHAUM**

siehe AMTSARZTFRAGEN VERDAUUNGSSYSTEM.

Im allgemeinen verläuft die Erkrankung jedoch recht milde und komplikationslos; es kann allerdings in seltenen Fällen auch ein akutes Leberzerfallskoma auftreten.

Wichtig ist, daß **NIE CHRONISCHE VERLÄUFE** resultieren.

Gegen Hepatitis A gibt es eine **IMPFUNG**.

Die Hepatitis B:

Die Hepatitis B ist eine sehr häufige Infektionskrankheit; 7 % der Weltbevölkerung gelten als chronisch infiziert.

Sie wird in der Hauptsache

- **PARENTERAL** (also über kontaminierte Kanülen, Nadeln etc.)

oder

- **VENERISCH** (durch Geschlechtsverkehr) übertragen.

Das Virus ist sehr stabil und in hohem Maß resistent gegen Desinfektionsmittel.
Deshalb vor Verletzungen der Haut (Spritzen, Akupunktur) immer korrekt desinfizieren!
siehe Amtsarztfragen MIKROBIOLOGIE/HYGIENE.

Die **INKUBATIONSZEIT BETRÄGT 2 BIS 6 MONATE**.

Die Erkrankung kann genauso ablaufen wie die Hepatitis A, es gibt jedoch bei der Hepatitis B in bis zu 10 % der Fälle chronische Verläufe:

- die chronisch aggressive und
- die chronisch persistierende Hepatitis.

siehe AMTSARZTFRAGEN VERDAUUNG KLINIK.

Die chronische aggressive Hepatitis wird mit dem **LEBERKARZINOM** in Verbindung gebracht.
eine ausgeheilte chronische Hepatitis führt zur **LEBERZIRRHOSE**.
Pro Jahr wird weltweit mit 1 Million Todesfälle durch Leberzirrhose und Leberkarzinom gerechnet.

Gegen Hepatitis B existiert sowohl ein aktiver als auch ein passiver **IMPFSTOFF**.

Die Hepatitis C:

Die Hepatitis C wird, wie die Hepatitis B,

- **PARENTERAL**
  (oft über Gegenstände, wie Naßrasierer, Nagelscheren, Tätowierinstrumente) und
- **VENERISCH** übertragen.

Die **INKUBATIONSZEIT BETRÄGT 4 BIS 6 WOCHEN**.

Auch dieses Virus ist sehr stabil und hat eine hohe Desinfektionsmittelresistenz.

In den meisten Fällen verläuft die Erkrankung **CHRONISCH** mit

- Müdigkeit,
- Leistungsinsuffizienz,
- Oberbauchbeschwerden.

Ein akutes Stadium mit Ikterus, Juckreiz etc ist eher selten.

Auch hier ist das Risiko, eine **LEBERZIRRHOSE** und ein **LEBERKARZINOM** zu entwickeln sehr hoch.

Die Hepatitis D:

Die Hepatitis D wird ebenfalls

- **PARENTERAL** und eventuell
- **VENERISCH** übertragen.

Zum Ausbruch der Erkrankung kommt es nur bei gleichzeitiger Infektion mit einem Hepatitis-B-Virus, da das Hepatitis-D-Virus unvollständig ist und die Hülle des Hepatitis-B-Virus zur Replikation benötigt.

Die Erkrankung verläuft dann wie eine fulminante Hepatitis-B-Infektion ab.

Es kommt oft zu Komplikationen.

Die **INKUBATIONSZEIT BETRÄGT 3 BIS 12 WOCHEN**.

Die gute Nachricht: eine erfolgreiche Hepatitis-B-Impfung schützt vor einer Hepatitis-D-Infektion.

Die Hepatitis E:

⇌ Die Hepatitis E wird **FÄKAL-ORAL** übertragen, und

verläuft ähnlich wie die Hepatitis A - das heißt, es treten keine chronischen Komplikationen auf.

☠ Ausnahme: bei Schwangeren kann es in einem Viertel der Fälle zu schwereren Verläufen kommen.

◔ Die **INKUBATIONSZEIT BETRÄGT 2 BIS 6 WOCHEN**.

In der Hauptsache bringt man sich eine Hepatitis E aus Urlaubsländern in Südostasien, Indien oder Mittelamerika mit.

9) Aussagenkombination

Welche Aussage/n zur Lyme-Borreliose ist/sind richtig?

1. Der Erreger heißt Borrelia recurrentis.
2. Die Zecke überträgt am Anfang des Saugaktes besonders viele Erreger.
3. Es besteht eine Impfung.
4. Körperflüssigkeiten, wie z. B. Speichel eines Borrelienerkrankten enthalten die Erreger in hoher Anzahl.
5. Die Borreliose kommt endemisch vor.

Ⓐ Alle Aussagen sind richtig.
Ⓑ Nur die Aussagen 2, 4 und 5 sind richtig.
Ⓒ Nur die Aussagen 1 und 3 sind richtig.
Ⓓ Nur die Aussage 5 ist richtig.
Ⓔ Nur die Aussagen 3 und 4 sind richtig.

Antwort:

☒ Lösung Ⓓ

❶ Der **M. LYME** ist eine Erkrankung, die durch **BORRELIA BURGDORFERI** verursacht wird; die **Borellia recurrentis** ist für das **Rückfallfieber** verantwortlich.

Tja, knapp vorbei ist auch daneben...

Die Erkrankung wird durch **ZECKEN** übertragen; deshalb kommt die Erkrankung dort häufig vor, wo es Zecken gibt – in **WALDGEBIETEN**.

❺ Ein
- **ÖRTLICH BEGRENZTES,**
- **ZEITLICH UNBEGRENZTES**
Auftreten einer Infektionskrankheit nennt man – *na* – *genau*:

☞ eine **ENDEMIE**.

❸ Da die Borreliose sehr oft **chronisch** verläuft und es leider noch keine Impfung dagegen gibt, gibt es ein paar Vorsichtsmaßnahmen, die man beachten sollte:

Die Zecke ist ein Feinschmecker – sie sucht sich ihr Plätzchen für ihre Mahlzeit sorgfältig aus. Bevorzugt sind Haaransatz, Gelenkbeugen und überall dort, wo schöne weiche Haut ist. Man kann also die Zeit, bevor die Zecke ihren Entschluß gefaßt hat nutzen und sie in manchen Fällen bereits mittels einer kräftigen **Dusche** entfernen.

☞ Deshalb sollte man sich nach einem Spaziergang durch Gebüsch und Waldrand besonders bei warmen, feuchten Wetter als erstes unter die Dusche stellen und auch die Haare waschen.

❷ Falls das nichts genützt hat und die Zecke gebissen hat, sollte man sie so schnell wie möglich **entfernen**; die Erreger werden immer erst **AM ENDE DES SAUGVORGANGS** abgegeben.

☞ Man sollte die Zecke auch nicht unnötig quetschen, sondern mit einer Zeckenzange am besten vorsichtig herausziehen.

① Falls das auch nichts genützt hat, erkennt man eine Infektion an dem **ERYTHEMA MIGRANS**, einem roten Kreis um die Bißstelle, der in den nächsten Wochen größer wird. Viele Patienten klagen nun über **GRIPPEÄHNLICHE SYMPTOME**; manchmal sind Lymphknotenschwellungen diagnostizierbar.

Am sichersten ist jetzt eine sofortige hochdosierte **Antibiotikatherapie**.

Dieses Stadium 1 kann einige Wochen anhalten und entweder ausheilen oder in das 2. Stadium übergehen:

② die **NEUROBORRELIOSE**. Die Patienten klagen über **MENINGITISCHE ZEICHEN**; es können **HIRNNERVEN** betroffen sein, es kann zu Konzentrationsstörungen, Wortfindungsstörungen etc. kommen. Auch dieses Stadium dauert Wochen bis Monate.

③ Das Stadium 3 ist das eigentliche chronische Stadium: es kommt zur Absiedlung der Borrelien in den **GELENKEN** und damit zu attackenweisen **ARTHRITIDEN**. Weiterhin können fibromyalgieähnliche Syndrome auftreten, die die Patienten sehr quälen.

④ Im **SPEICHEL** werden die Spirochäten nicht ausgeschieden und damit steckt auch kein Patient einen anderen Menschen an; die Keime sind lediglich in Gelenkspunktaten nachweisbar.

Die Borreliose wird im IfSG nicht erwähnt und fällt damit nicht unter das gesetzliche Behandlungsverbot für den Heilpraktiker.

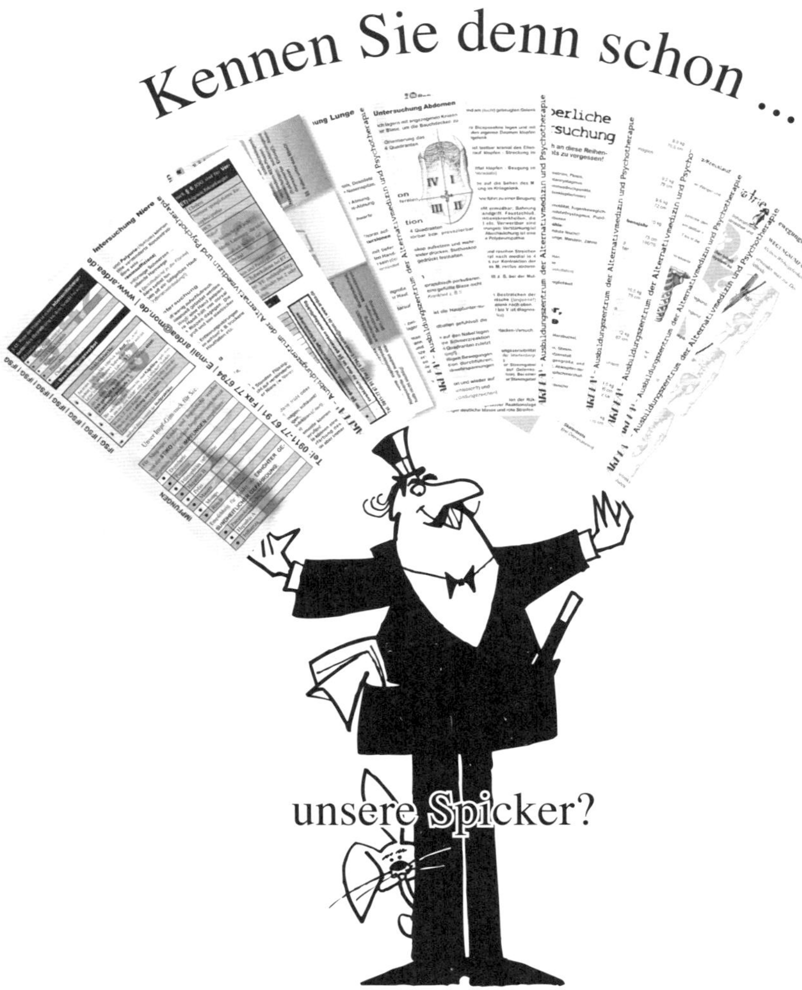

Wir wissen, daß es ein paar Sachen gibt, die man entweder ums verrecken nicht in die Rübe kriegt oder die man immer wieder verwechselt oder die man nicht oft genug lernen kann. Wir wissen das, weil wir schon so lange im Prüfungssketor arbeiten und weil sich schon Generationen von Student/inn/en damit plagen. Deshalb gibt es von uns diese Quälgeister in Form von Spickern, damit der Inhalt einfach präsent ist. Sie werden staunen, was da alles hängenbleibt, wenn Sie ständig den Spicker mit sich rumziehen.

Das Format ist wie ein Briefumschlag (DIN lang) und läßt sich prima als Lesezeichen in ihren Amtsarztfragen verwenden. Damit die Spicker auch ihrem Dauereinsatz stand halten, sind sie alle eingeschweißt. Welche Spicker gibt es? 🕮 schauen Sie doch mal auf Seite 60 rein

10) Aussagenkombination

Welche Aussage/n zum Madenwurm ist/sind richtig?

1. Betroffen sind in erster Linie Kinder.
2. Die Würmer leben im Dickdarm.
3. Kennzeichen ist der nächtliche Juckreiz am After.
4. Die Würmer werden durch Schmierinfektionen übertragen.
5. Es treten oft Autoinfektionen auf.

Ⓐ Alle Aussagen sind richtig.
Ⓑ Nur die Aussagen 1, 2, 4 und 5 sind richtig.
Ⓒ Nur die Aussagen 2 und 4 sind richtig.
Ⓓ Nur die Aussagen 1, 4 und 5 ist richtig.
Ⓔ Nur die Aussage 2 ist richtig.

Antwort:

☒ Lösung Ⓐ

Der **MADENWURM – ENTEROBIUS VERMICULARIS** – ist ein typischer Wurm der gemäßigten Klimazonen auf; er ist also auch bei uns heimisch. Es handelt sich um kleine Würmchen mit einem Durchmesser von 0,2 bis 0,5 mm; die Männchen werden ca. 5 mm lang, die Weibchen ca. 13 mm.

2 Die Würmer leben besonders gerne im **CAECUM** (Teil des **Dickdarms**); die Weibchen krabbeln nachts aus dem Anus und legen auf der perianalen Haut ihre **EIER** ab.

3 Das juckt natürlich.
Die Eier weist man nach, indem man einen **TESASTREIFEN** nimmt und ihn morgens kurz auf den Analbereich des Kindes drückt. Die Eier kleben fest und können unterm Mikroskop zweifelsfrei identifiziert werden.

1 Betroffen von dieser Erkrankung sind in erster Linie **KINDER**; und zwar schlicht und einfach aus Gründen der **Hygiene und Sauberkeit**: wenn es Kinder irgendwo juckt, kratzen sie; in diesem Fall geraten die Eier unter die Fingernägel.

5 Wenn man nun ständig die (ungewaschenen) Finger im Mund hat, steckt man sich durch die erneute Aufnahme von Wurmeiern immer wieder selbst an – die **AUTOINFEKTION**.

4 Außerdem können die Wurmeier auf diese Art und Weise prima weiterverteilt werden; das ist Grund, warum oft ganze Kindergärten Madenwurminfektionen haben.

Madenwurminfektionen gehören zu den **infektiösen Gastroenteritiden**; Kindern unter 6 Jahren ist nach **§ 34 IFSG** der Besuch von Gemeinschaftseinrichtungen untersagt; damit fällt diese Erkrankung unter das Behandlungsverbot.

Noch ein paar Würmer gefällig?

11) Mehrfachauswahl

Wählen Sie 2 Aussagen!

Welche Aussagen zum Spulwurm sind richtig?

Ⓐ Die Spulwurm-Erkrankung nennt man auch Bilharziose.

Ⓑ Die Infektion mit Spulwürmern erfolgt typischerweise durch rohes oder ungenügend erhitztes Schweinefleisch.

Ⓒ Spulwürmer können 35 bis 40 cm lang werden.

Ⓓ Spulwurmvorstufen (Hydatiden) verursachen typischerweise Abszesse z. B. in der Leber.

Ⓔ Spulwürmer können einen mechanischen Ileus verursachen.

Antwort:

☒ Lösung Ⓒ und Ⓓ.

SPULWÜRMER heißen mit ihrem lateinischen Namen **ASCARIDEN** (**Ascaris lumbricoides**).

⇄ Die **EIER** des Spulwurms entwickeln sich in der Erde zu **LARVEN**; „naturgedüngter" und ungewaschener Salat oder Obst, das in „natürlichem" Wasser gewaschen wurde, kann Eier und Larven übertragen. Durch Erhitzen gehen sowohl Eier als auch Larven ein.

Die aufgenommenen Larven wandern durch die Dünndarmwand in die **LUNGE**, wo sie ein weiteres Entwicklungsstadium durchlaufen. Dann werden sie entweder über das Flimmerepithel der Trachea nach oben transportiert und verschluckt oder sie bohren sich von der Trachea in den Ösophagus. Erst jetzt liegt im Dünndarm die Adultform vor.

Ascariden sind an sich keine besonders auffälligen „Gäste": sie docken nicht an der Darmwand an, wie es z. B. Bandwürmer, Hakenwürmer o. ä. tun, sondern **schwimmen** immer gegen den Peristaltikstrom.

Wurmmittel, die gegen Ascariden wirken lähmen deshalb einfach die ungebetenen Gäste; der Wurm mit dann mit der normalen Peristaltik ausgeschieden. Das Gleiche passiert, wenn die Würmer nach Ablauf ihres ca. 1jährigen Lebens absterben.

Ⓒ Möglicherweise merkt der Patient erst jetzt, daß er ein „Haustier" hatte: die weiblichen Würmer sind ca. 0,6 x 35 cm groß; die Männchen etwas kleiner – *die meisten Patienten erschrecken zu Tode, wenn die gewohnte Darmperistaltik aus heiterem Himmel ein doch relativ großes, bleiches Etwas zutage fördert.*
Da die erwachsenen Ascariden keinen Kontakt zum Blut des Patienten haben, sind auch die Blutwerte nicht verändert (keine Erhöhung der Eosinophilen).
siehe AMTSARZTFRAGEN HÄMATOLOGIE
lediglich bei ihrem kurzen Aufenthalt in der Lunge kann es zu einem **flüchtigen eosinophilen Infiltrat** kommen.

Ⓔ Allerdings können die relativ großen Würmer, bei genügender Anzahl einen Knoten bilden, der die Darmperistaltik beeinträchtigen kann: den **WURMILEUS**.
Als eine weitere Quelle des Ärger kann sich die Neugierde und Wanderlust dieser Tierchen erweisen: sie können sich in den Gallenwegen, im Dct. pankreaticus oder im Appendix verheddern und diese Hohlorgane verschließen. Das ist dann jeweils eine Indikation für eine schnellstmögliche **Operation**.

Ⓐ Mit der Erkrankung **BILHARZIOSE** sind wir etwas daneben!

Die Bilharziose wird von **SCHISTOSOMEN** (Pärchenegeln) hervorgerufen.

Die maximal 2 cm großen Würmer sitzen jeweils paarweise in den **Blutgefäßen** der Ausscheidungsorgane; ihre Eier müssen über den Darm oder über die Blase den Weg nach draußen finden.

Sie verursachen auf ihrem Weg Entzündungen, so daß z. B. eine Blasenverkalkung oder eine Leberzirrhose resultieren kann.

siehe AMTSARZTFRAGEN NIERE und VERDAUUNGSORGANE.

Die Larven der Schistosomen leben in stehendem oder träge fließenden Süßwasser warmer Länder; sie können oral, aber auch beim Baden oder Fischen in den Körper gelangen.

Ⓑ Die Sache mit dem **rohen Schweinefleisch** paßt auch nicht zu den Ascariden; Ascariden werden in der Hauptsache durch ungekochtes Gemüse, Salat, Müsli verbreitet.
Rohes Schweinfleisch kann entweder

- **TRICHINEN** enthalten (sollte eigentlich bei der in Deutschland vorgeschriebenen Fleischbeschau rausgefunden werden) oder
- **TAENIEN** – den **Schweinebandwurm**.

Die Infektion mit dem Schweinebandwurm heißt **ZYSTIZERKOSE** und kann über eine Selbstinfektion mit den Larven aufrechterhalten werden.

Ⓓ **HYDATIDEN** kommen beim Spulwurm gar nicht vor; hier gibt es nur Larven.
Hydatiden sind **Zysten** (bis zu 50 Liter Inhalt), die Millionen von Wurm**vorstufen** enthalten. Hydatiden kommen typischerweise bei **FUCHSBANDWURM** (Echinococcus) vor; der Fuchs (oder Hund oder auch Katze) ist der Endwirt; d. h. hier bilden sich die Adultformen dieser Bandwürmer; die Wurmvorstufen finden sich (im normalen Zyklus) in den **BEUTETIEREN** (Mäuse, Ratten, ev. auch mal Rind, Schaf, Schwein).
Der Mensch hat in diesem Zyklus an sich überhaupt nichts zu suchen; er ist ein Fehlwirt (Füchse fressen selten Menschen....); deshalb kommt es beim Menschen zu gravierenderen Symptomen. Der Patient, der eine Zyste/Hydatide entwickelt hat, kann beim Platzen der Hydatide sterben.

Eine Echinococcusinfektion ist nichtnamentlich meldepflichtig nach § 7 IfSG und fällt damit unter das Behandlungsverbot für den HP.

Kommt Ihnen das Kapitel über Wurminfektionen zu lang vor? Wie wär's mit einer Frage zum Bandwurm?

	Spicker		**je 5.- €**
Habe ich schon		**fehlt mir**	
	Spicker LABORWERTE		
	Spicker Psychiatrie Systematik		
	Spicker Psychiatrie Medikamente		
	NEU! Spicker allg. Gesetzeskunde		
	NEU! Spicker Gesetzeskunde/IfSG		
	Spicker Kinderentwicklung		
	Spicker Notfallmedizin		
	Spicker Erregungsleitung Herz		
	Spicker Nervensystem/Sehbahn		
	Spicker Blutgruppen/-verträglichkeiten		
	Spicker Untersuchung ...		
	... allgemeine körperliche		
	... spezielle Herz/Kreislauf		
	... spezielle Niere		
	... spezielle Lunge		
	... spezielle Abdomen		
	... spezielle Nerven		
	... spezielle Bewegungsapparat		
	Die Serie wird laufend erweitert!		
	POSTER		**19,8 €**
	POSTER der Infektionskrankheiten IfSG siehe Seite 24/84/180		

Porto und Versand:
Innerhalb Deutschlands beliefern wir Endkunden mit unseren Bücher **portofrei**!
Bei den **Spickern** ist die Handarbeit und das Porto der teuerste Faktor. Deshalb gilt hier, daß wir bis 8 Spicker Porto berechnen. Ab 8 Spicker liefern wir auch hier portofrei innerhalb Deutschlands.
Wer Bücher (auch eines) bestellt und Spicker, bekommt die Spicker natürlich auch portofrei.
Bei den **Postern** haben wir jetzt wieder eine Portosituation. Wieviel Porto wir jeweils berechnen müssen, hängt von den Tarifen unserer Spediteure ab. Hier müssen wir eben leider schlucken, was die uns diktieren.

Bei Bestellungen außerhalb Deutschlands müssen wir prinzipiell Porto berechnen. Es sind zwar oft nur ein paar -zig Kilometer, aber bei den Gebühren wird die Post wohl erst mit einer Rakete ins All befördert. Das erklärt dann auch die teilweise recht langen Wartezeiten.
Speziell zur Schweiz gelten manchmal extreme Wartezeiten, da sich der schweizer Zoll der Lieferung annimmt.
Merke: Die Schweiz ist die Heimat der bundesdeutschen Bürokratie!

12) **Einfachauswahl**

Welche Aussage zum Rinderbandwurm ist richtig?

Ⓐ Der Rinderbandwurm wird durch rohes Fleisch übertragen.

Ⓑ Ein häufiger Übertragungsweg ist die fäkal-orale Infektion.

Ⓒ Typisches Kennzeichen einer Infektion mit dem Rinderbandwurm ist ein Vitamin B_{12}-Mangel.

Ⓓ Patienten, die einen Rinderbandwurm haben, verlieren extrem an Gewicht.

Ⓔ Der Rinderbandwurm ernährt sich vom menschlichen Blut.

Antwort:

☒ Lösung Ⓐ

Der **RINDERBANDWURM (Taenia saginata)** braucht als Wirte den **MENSCH** (Endwirt) und das **RIND** als Zwischenwirt.

Ⓐ Die Bandwurmvorstufen entwickeln sich im Rind; bei Aufnahme von **rohem Fleisch** entwickelt sich im Darm des Menschen der erwachsenen Bandwurm.

Der Bandwurm hat mit Kopfbereich eine Hakenvorrichtung, mit der er sich an die Darmwand hängen kann. Dadurch stimuliert er das Abwehrsystem: **Erhöhung der EOSINOPHILEN**.

Als echter Bandwurm ist er (es?) ein **ZWITTER**; das Tier enthält sowohl männliche als auch weibliche Abschnitte (Proglottiden). Damit kann der Wurm in eigener Regie befruchtete Eier herstellen; diejenigen Proglottiden, die reife, befruchtete Eier enthalten, werden laufend abgestoßen und mit dem Stuhl ausgeschieden. Die Eier kommen auf Gräser etc. zu liegen, wo sie vom Rind aufgenommen werden und so schließt sich der Kreis.

Ⓓ Der Bandwurm ernährt sich, wie fast alle Wurmparasiten vom **umgebenden Medium**; die Oberflächenhaut ist durchlässig für Nährstoffe. Unser Bandwurm ist also ein echter „Mitesser" im Darm – allerdings braucht ein Wurm nicht so viel, daß es zu einer signifikanten Gewichtsabnahme kommen würde; dafür müßte man schon vielen Würmern ein nettes Heim bieten....

Ⓑ **Fäkal-oral** werden typischerweise die **Madenwürmer** (Enterobius vermicularis) übertragen.

Ⓒ Der **Vitamin-B_{12}-Mangel** gehört zum **Fischbandwurm**; er hat den schlechten Ruf des Vitamin-Räubers. Allerdings scheinen neuere Befunde diesen überlieferten Aussagen zu widersprechen.

Ⓔ Vom **BLUT** ernähren sich in erster Linie die **HAKENWÜRMER**; kleine, 2 cm große Tierchen, die an Duodenum- oder Jejunumzotten Blut saugen. Sie können allerdings in so großer Anzahl auftreten, daß der Patient einen Eisen- und Albuminmangel entwickelt.

13) **Einfachauswahl**

Welche Aussage zur Diphtherie ist richtig?

Ⓐ Diphtherie kann durch Spielzeug übertragen werden.

Ⓑ Inkubationszeit ist 1 bis 2 Wochen.

Ⓒ Kennzeichen ist ein hellroter, mittelfleckiger, nicht konfluierender Ausschlag.

Ⓓ Erreger ist ein gramnegatives Stäbchen.

Ⓔ Diphtherie beginnt typischerweise mit starkem Halsweh.

Antwort:

☒ Lösung A.

Ⓓ **DIPHTHERIE** wird hervorgerufen durch ein **GRAMPOSITIVES** unbewegliches **STÄBCHEN**. Es heißt **CORYNEBAKTERIUM DIPHTHERIAE** {sprich: kor'ünebakterium}.

Ⓑ Die **INKUBATIONSZEIT BETRÄGT 3 BIS 5 TAGE.**

⇄ Der Übertragungsweg ist entweder

- **DIREKT** über Tröpfcheninfektion oder

Ⓐ

- **INDIREKT** über
  - Spielzeug,
  - Milch,
  - Staub.

Früher war es Gang und Gäbe, daß bei einer Diphtherie-Infektion der Teddy abgeschafft werden mußte....

Das Corynebakterium diphtheriae befällt nur Menschen.

Der Krankheitsbeginn ist eher langsam; das Kind ist müde; manchmal sind die Lymphknoten geschwollen.

Das erste deutliche Kennzeichen einer Diphtherie sind die Pseudomembranen.

Pseudomembranen kennzeichnen die Stellen, an denen die Bakterien auf den Schleimhäuten (oder auf Wunden) sitzen; sie bestehen aus

- Abwehrzellen (*Leukozyten*),
- Fibrin,
- etwas Blut,
- Bakterien und
- zugrundegegangenen Zellen.

Diese Membranen sind im Anfang weiß (*Fibrin*), später braun (*Einblutungen*).Die Bakterien durchdringen die Pseudomembranen nicht. Pseudomembranen **RIECHEN SÜSSLICH** (*faulig*).

Die eigentlichen Krankheitssymptome werden immer vom **DIPHTHERIETOXIN** verursacht.

Das Toxin macht schläfrig, kann zu einer

- **MYOKARDITIS** und
- **ENDOKARDITIS** führen, sowie
- **NERVENSCHÄDEN** (*besonders betroffen ist der IX. Hirnnerv - der Heber des Gaumensegels*) hervorrufen.

Ⓔ Bei der Diphtherie tritt weder deutliches Halsweh auf (Scharlach?)
Ⓒ noch ein Ausschlag. Der Mittelfleckige nicht konfluierende Ausschlag gehört am ehesten noch zu den Röteln!

siehe Frage #5

Bezüglich der klinischen Verläufe unterscheidet man:

- die **NASENDIPHTHERIE**,
- die **TONSILLENDIPHTHERIE** (*hier sind die Pseudomembranen gut zu sehen*),
- die **NASOPHARYNXDIPHTHERIE** mit dem Cäsarenhals als Komplikation und
- die **KEHLKOPFDIPHTHERIE**.
  Hier liegen die Membranen der Glottis (*Stimmritze*) auf, was zu Erstickungsanfällen führen kann. Dieses Krankheitsbild heißt **M. CROUP**.

Komplikationen sind

- Herzaffektionen,
- Nervenschäden,
- Nierenschäden und
- der M. Croup.

- Bei der **HAUTDIPHTHERIE** handelt es sich um schmerzlose, schlecht heilende Wunden, die zu einer **LÄHMUNG** der Extremität führen können.

Gegen das Diphtherietoxin gibt es eine **IMPFUNG**.

§§ Diphtherie ist **MELDEPFLICHTIG NACH § 6 IFSG** und fällt damit unter

das Behandlungsverbot.

Achtung Suchtgefahr

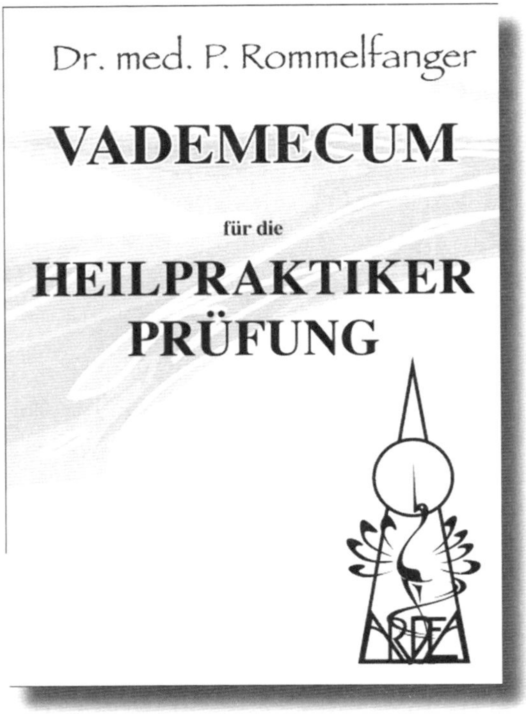

So kurz und übersichtlich hat Ihnen noch keiner den Prüfungsstoff nahegebracht - aber ACHTUNG! - kalkulieren Sie gleich ein, daß Sie dieses Buch nicht mehr weiterverkaufen werden. Das Buch macht seinem Namen alle Ehre. Vademecum, das heißt nämlich „geh mit mir“ und tatsächlich wird der Band Ihr ständiger Wegbegleiter werden - mehr noch, er wird IHR Buch werden, durch ständige Anmerkungen und Lernbrücken, die Sie sich im Lauf Ihrer Ausbildung (und die ist lebenslänglich) dazuschreiben werden. Die mittlerweile 2. **komplette Neuauflage** (insgesamt die 6. Auflage) ist natürlich auch auf das sogenannte Infektionsschutzgesetz abgestimmt.

Auch dieser Band ist direkt ab Verlag erhältlich bei portofreier Lieferung innerhalb Deutschlands.

14) Mehrfachauswahl

Wählen Sie 2 Antworten!

Welche Aussage zur Gonorrhoe ist richtig?

Ⓐ Es besteht Behandlungsverbot nach § 6 IfSG für den Heilpraktiker.

Ⓑ Gonorrhoe kann mit einer Gonarthritis einhergehen.

Ⓒ Der Erreger ist ein bewegliches, gramnegatives Stäbchen.

Ⓓ Zu den Spätfolgen/Komplikationen kann Sterilität gehören.

Ⓔ Gonorrhoe wird nicht von der Mutter auf das Kind übertragen.

Antwort:

☒ Lösung Ⓑ und Ⓓ.

Ⓒ **GONORRHOE** wird hervorgerufen durch **gramnegative Diplokokken**: **NEISSERIA GONORRHOEAE**.

⇄ Die Übertragung erfolgt natürlich in den meisten Fällen **VENERISCH**; die Neisserien können jedoch auch **asexuell** (Kontakt) übertragen werden.

Ⓔ So ist auch eine Übertragung von der Mutter während der Geburt auf das **KIND** relativ häufig, sofern die Mutter infiziert ist. Bei den Kindern resultiert eine **EITRIGE KONJUNKTIVITIS**, die mit Augentropfen behandelt wird.

◕ Da es sich um eine Lokalinfektion handelt, ist die Inkubationszeit relativ kurz: 3 bis 5 Tage.

♂ Beim Mann erscheint dann ein eitriger urethraler **AUSFLUSS**,

♀ bei der Frau resultiert eher ein relativ uncharakteristischer **AUSFLUSS**.

Ⓓ Probleme resultieren daraus, daß die Bakterien **aufwandern** können;

- ♀ bei der Frau in die **TUBEN**,
- ♂ beim Mann in den **NEBENHODEN**.

In beiden Fällen kann durch die eitrigen Entzündungen, die narbig abheilen, ein **VERSCHLUSS DES LUMENS** der Tuben bzw. des Nebenhodengangs resultieren – die **STERILITÄT**.

Ⓑ Wenn das Immunsystem recht heftig reagiert, kann es prinzipiell zu **BEGLEITARTHRITIDEN** kommen: im Rahmen allgemeiner Mobilmachung entstehen entzündliche Mitreaktionen der Synovia der Gelenke. Bei einer heftigen Immunantwort auf eine Gonorrhoeinfektion kann es auch zu einer Kniegelenksentzündung (**Gonarthritis**) kommen. Ein weiteres Zeichen einer heftigen Immunreaktion ist ein **Ausschlag**: kleine schmerzhafte disseminiert stehenden rote Pünktchen.

Ⓐ **GONORRHOE** fällt als **VENERISCH ÜBERTRAGBARE** Erkrankung natürlich unter das

BEHANDLUNGSVERBOT für den Heilpraktiker ...

... allerdings steht das im **§ 24** und nicht im § 6 IfSG.

Fragen genau lesen!!!

15) **Mehrfachauswahl**

Welche Aussagen zu EHEC sind richtig?

Wählen Sie 3 Antworten!

Ⓐ EHEC kann fäkal-oral übertragen werden.

Ⓑ Es sind vorwiegend Kinder betroffen.

Ⓒ Es existiert eine wirksame Impfung.

Ⓓ Die Erkrankung kann mit einem Nierenversagen einhergehen.

Ⓔ EHEC-Infektionen sind nichtnamentlich nach § 7 IfSG meldepflichtig.

Antwort:

☒ Lösung Ⓐ, Ⓑ und Ⓓ.

EHEC (enterohämorrhagische E. coli) sind für das **HUS**, das hämolytisch-urämische Syndrom verantwortlich.

Ⓔ Da das **HUS** im § 6 IfSG steht, sind diese Infektionen **namentlich** bei **VET** meldepflichtig ...
und es besteht Behandlungsverbot für den Heilpraktiker.

Ⓓ Es handelt sich dabei um veränderte **E. COLI**, die eine besondere **TOXINPRODUKTION** zeigen; diese Toxine verursachen Endothelschäden; als Sekundärfolgen gibt es **HÄMOLYTISCHE ANÄMIEN**, **NIERENVERSAGEN**, **THROMBOPENIEN** und/oder **THROMBOTISCHE MIKROANGIOPATHIEN**.

⇄ Übertragung: als Erregerreservoir gelten Wiederkäuer; man nimmt an, daß bis zu 50 % der Rinder infiziert sind.

Ⓐ Übertragungsmedien sind daher

- fäkal verseuchtes **WASSER** (auch Badeanstalten),
- **MILCH**,
- ungenügend erhitztes **FLEISCH**, aber auch Gemüse, Kartoffeln etc.

Die Keime sind auch von **Mensch zu Mensch** übertragbar und breiten sich in Kindergärten schnell aus. Die Patienten klagen über Bauchweh, Übelkeit, Erbrechen, seltener Fieber.

Ⓑ In 10 % dieser EHEC-Gastroenteritiden entwickelt sich vornehmlich **BEI KINDERN** ein HUS mit Nierenversagen.

Ⓒ Leider gibt es (noch?) keine wirksame Impfung.

Maßnahmen bei EHEC:
Kinder unter 6 Jahren dürfen nach **§ 34** nicht in den Kindergarten; Handtücher, Wäsche etc von potentiell Infizierten gut desinfizieren. Lebensmittel durchgaren; Auftauwasser entsorgen. Wenn ein HUS-Fall auftaucht, wird die Familie auch auf EHEC untersucht. Nach einer Infektion können die EHEC noch bis zu einem Monat ausgeschieden werden; Schul- oder Kindergartenbesuch erst nachdem keinen EHEC mehr im Stuhl nachweisbar sind.

16) Mehrfachauswahl

Welche der im Folgenden aufgeführten Infektionskrankheiten werden durch den gleichen Erreger verursacht?

Wählen Sie 2 Antworten!

Ⓐ Herpes simplex-Infektion

Ⓑ Windpocken

Ⓒ Röteln

Ⓓ Gürtelrose

Ⓔ Masern

Antwort:

☒ Lösung Ⓑ und Ⓓ.

Eine Sechserbremse.

Viren haben in manchen Fällen die Eigenschaft, rezidivierende Infektionen auf dem Gewissen zu haben, wie z. B. ...

Ⓐ die **HERPES SIMPLEX** – Infektion im Lippenbereich.
Im Fall des **Herpes** war die Erstinfektion eine kleine Entzündung meistens im Mundbereich (bei Pflegeberufen manchmal auch im Fingerbereich), die komplikationslos ausgeheilt ist und möglicherweise nicht mal bemerkt worden ist.
Nach der Abheilung ist das Virus aber leider nicht wirklich verschwunden, sondern es hat sich nur dem Zugriff des Immunsystems durch Flucht in ein **Nervenganglion** oder ins **ZNS** gerettet.
Bei kleineren Reizen (Sonne, Fieber, kleinere Traumata) kann das Virus jederzeit **REAKTIVIERT** werden: es wandert den Nerven entlang zur Haut und verursacht dort die charakteristischen **HERPESBLÄSCHEN**.

Ⓑ Das **VARIZELLA-ZOSTER**-Virus kann ebenfalls reaktiviert werden; die **primäre Infektion** sind die **WINDPOCKEN** ...

Ⓓ die **Reaktivierung** ist die **GÜRTELROSE** = **HERPES ZOSTER**.

WINDPOCKEN sind zarte, flüssigkeitsgefüllte, ev. gekammerte **Bläschen** auf geröteter Haut, die stark **jucken**.
Der Ausschlag kommt in mehreren **SCHÜBEN**, weshalb die Bläschen in unterschiedlichen Entwicklungsstadien nebeneinander vorliegen („**HEUBNERSCHE STERNENKARTE**").
Die Bläschen heilen ohne Narbenbildung ab – vorausgesetzt man kratzt sich keine Superinfektion herbei. Wenn die Erstinfektion vorbei ist, persistiert das Virus in den Vorder- und Hinterhörnern des ZNS.
Bei Schwächezuständen jeder Genese kann das Virus **reaktiviert** werden: es breitet sich jetzt wieder in die Peripherie aus. Auf seinem Weg wandert es ziemlich genau einen **NERVEN** entlang und schädigt dabei die Schwannschen Zellen. Dadurch entstehen **PARÄSTHESIEN** und gefürchteten **neuralgieformen Zustände**, die z. T. jahrelang anhalten können. Zum Vollbild des **ZOSTER** gehören ebenfalls Bläschen; der Bläscheninhalt enthält massenhaft Viren, so daß sich Nichtimmune anstecken können. Sie bekommen dann wieder die Erstinfektion – **Windpocken**.

Ⓒ **RÖTELN** ist eine Viruserkrankung (Rubella-Virus), die bei vielen Kindern unbemerkt verläuft.

Kennzeichen ist der mittel- oder kleinfleckige, **nicht konfluierende Ausschlag**, der hinter den Ohren beginnt und sich von oben nach unten ausbreitet.

Allerdings persistiert das Virus ebenfalls und kann unter sehr ungünstigen Umständen eine **Encephalitis** verursachen. Gottseidank ist diese Komplikation selten.

Röteln sind Viren und damit plazentagängig: sie können bei einer Infektion der Mutter im ersten Trimenon eine **RÖTELN-EMBRYOPATHIE** auslösen:

- Katarakt,
- Innenohrschwerhörigkeit und
- Herzfehler.

Angeborene Röteln sind nichtnamentlich meldepflichtig nach § 7 IfSG.

Ⓔ **MASERN** gehören wieder zu den etwas aggressiveren Viren ...

... sie sind deshalb auch meldepflichtig nach **§ 6 IFSG**. Masern verlaufen selten inapparent.

Kennzeichen:

- im Anfang Konjunktivitis und KoplikscheFlecken,
- ab 14. Tag das **konfluierende Exanthem**,
- das später abschuppt.

Das Masernvirus kann ebenfalls eine Encephalitis als Reaktivierung nach bis zu 10 Jahren hervorrufen.

Ausbildung

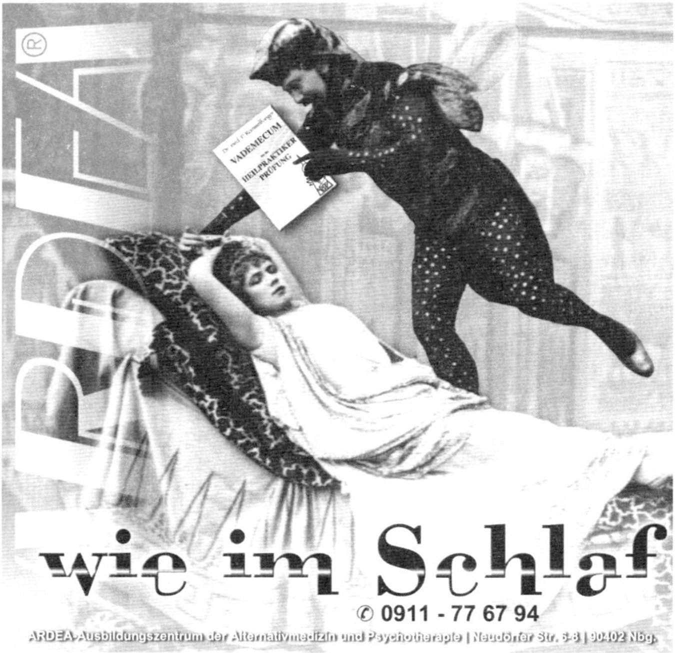

Gar nicht so schwer - fragen Sie nur unsere Schülerinnen und Schüler.

Wie - Sie wohnen zu weit weg?

Na, wenn das kein Grund ist, unseren

NUERNBERGER TRICHTER

zu besuchen. Zwei Wochen lang Rommelfanger pur - von 10 bis 18 Uhr. Theorie und Praxis direkt von der Quelle.
Gönnen Sie sich die beste Ausbildung die es gibt wenigstens für zwei Wochen Ihres Lebens.
Infos: Tel. 0911-77 67 91 ca. $9.^{00}$ - $13.^{00}$ oder unter http://www.ardea.de rund um die Uhr.

17) Mehrfachauswahl

Wählen Sie 2 Antworten!

Welche Aussagen zu Masern treffen zu?

Ⓐ Eine mögliche Komplikation ist die Pneumonie.

Ⓑ Die Erkrankung hinterläßt eine lebenslange Immunität.

Ⓒ Die Inkubationszeit beträgt 3 bis 5 Tage.

Ⓓ Masern gehen mit einem kleinstfleckigen Ausschlag mit Juckreiz einher.

Ⓔ Der Übertragungsweg ist meistens fäkal-oral.

Antwort:

☒ Lösung Ⓐ und Ⓑ.

Na, sind Sie langsam fit, was die Kinderkrankheiten angeht?

Ⓔ **MASERN** wird durch das **Masernvirus** hervorgerufen und meistens
⇄ über **TRÖPFCHENINFEKTION** verbreitet.

Das Virus wird gerne über die Konjunktiven aufgenommen.

Ⓒ Die **Inkubationszeit** beträgt **10 TAGE** – 3 bis 5 Tage ist für eine systemische Infektion zu kurz!

Vom **10. bis zum 14. Tag** sind Vorzeichen – **PRODROMI** – erkennbar:

- Konjunktivitis,
- Fieber,
- laufenden Nase,
- Durchfall und die berühmten
- **KOPLIKSCHEN FLECKEN**.
  Es handelt sich um hellrote Punkte auf der Wangenschleimhaut mit einem winzigen weißen Pünktchen in der Mitte. Hier ist der Ort der Virusreplikation.

Ⓓ Vom 14. bis zum 18, Tag tritt der **AUSSCHLAG** auf: ein roter, leicht erhabener **KONFLUIERENDER** Ausschlag, der innerhalb von 1 Woche abschuppt. Der Ausschlag ist ein Zeichen der Heilung; 3 Tage nach Auftreten des Ausschlags ist das Virus nicht mehr nachweisbar.

*p.s. Der **kleinstfleckige Ausschlag** gehört zu **Scharlach**;*
*allerdings gehört der **starke Juckreiz** wiederum zu **Windpocken**.*

☠ Komplikationen gibt es, wenn das **IMMUNSYSTEM** fehlerhaft reagiert (zuviel im Sinne einer Überreaktion oder zu wenig im Sinne einer Immunsuppression):

Ⓐ es kann eine **PNEUMONIE** oder eine **MITTELOHRENTZÜNDUNG** auftreten. Diese Komplikationen werden durch **bakterielle Superinfektionen** ausgelöst.
Weiterhin kann es zu einer **ENCEPHALITIS** kommen (schlechte Prognose) oder 5 bis 10 Jahre später, aufgrund der Viruspersistenz zu der **SSPE** (subakut sklerosierende Panencephalitis), die letal endet.

Ⓑ Eine Masernerkrankung hinterläßt eine **LEBENSLANGE IMMUNITÄT**; deshalb impft man Kinder mit ca. 1 Jahr (Masern – Mumps – Röteln).

Masern ist nach **§ 6** IfSG meldepflichtig bei VET und fällt damit unter das Behandlungsverbot für den Heilpraktiker.

18) Aussagenkombination

Welche Krankheiten können während der Schwangerschaft oder während der Geburt von der Mutter auf das Kind übertragen werden?

❶ AIDS

❷ Diphtherie

❸ Gonorrhoe

❹ Toxoplasmose

❺ Listerien

Ⓐ Alle Aussagen sind richtig.
Ⓑ Nur die Aussagen 1, 3, 4 und 5 sind richtig.
Ⓒ Nur die Aussagen 1 und 3 sind richtig.
Ⓓ Nur die Aussagen 1, 2 und 4 sind richtig.
Ⓔ Nur die Aussagen 3 und 5 sind richtig.

Antwort:

☒ Lösung Ⓑ.

Überlegen wir logisch:

während der **SCHWANGERSCHAFT** können solche Keime auf das ungeborene Kind übertragen werden, die

A) entweder **SEHR KLEIN** sind oder

B) besondere **Voraussetzungen** (Beweglichkeit z. B.) haben, um über die Plazentaschranke zu kommen.

➠ Zu den **kleinen Erregern** gehören **VIREN**; so ziemlich alle Viren können auf das Kind übertragen werden; besonders gefährdet ist das Kind natürlich dann, wenn das Immunsystem noch nicht arbeitet = im ersten Teil der Schwangerschaft.

Klassisches Beispiel hierfür sind **RÖTELN**, die die (in HP-Kreisen schon legendäre)

- Rötelnembryopathie mit Herzfehlern (offener Ductus arteriosus Botalli z. B.),
- Innenohrschwerhörigkeit und
- Katarakt auf dem Gewissen haben.

➠ Und dann gibt es noch sehr **bewegliche Bakterien,** wie z. B. **Treponemen** (Treponema pallidum), oder solche, die von Immunsystem nicht als Feinde erkannt werden, wie z. B. **TOXOPLASMOSE**.

➠ Während der **GEBURT** können Keime aufs Kind übertragen werden, die lokal in den Geburtswegen ihr Unwesen treiben: Herpes, Trichomonaden etc.

Nun, schauen wir uns mal die Frage an:

❶ **AIDS**, das **HIV**-Virus gehört auf jeden Fall zu den **VIREN** und kann von der Mutter während der Schwangerschaft aufs Kind übertragen werden.

Alle anderen Viren, die Sie gelernt haben (oder noch lernen werden☺) können das auch:

- **Röteln** hatten wir schon erwähnt,
- Masern,
- Windpocken,
- Mumps,
- Zytomegalie,
- Epstein-Barr etc.

❹ Die **TOXOPLASMOSE** wird durch einen Einzeller **TOXOPLASMA GONDII** hervorgerufen.

⇄ Bei Schwangeren ist eine Übertragung auf das ungeborene Kind möglich, sofern es sich um eine Erstinfektion handelt. Je später die Infektion erfolgt, umso wahrscheinlicher ist die Übertragung aufs Kind: im letzen Drittel kann die Übertragungsrate bis 60 % betragen.

Auch hier gibt's eine klassische Trias:

- **Hydrocephalus**,
- **intrazerebrale Verkalkungen**
  (die sich fast immer in kindlicher **Epilepsie** äußern) und
- **Retina-Narben**.

Die Toxoplasmose ist für Erwachsene an sich keine besonders schlimme Krankheit; oft merkt die Schwangere nicht mal, daß sie sich infiziert hat; der Nachweis ist dann nur serologisch zu stellen.

⇄ Man nimmt Vorstufen des Einzellers durch

- ungenügend erhitztes **FLEISCH** oder durch
- Kontakt mit **KATZENKOT** auf;

Diese Zysten liegen dann relativ reaktionsträge im Gewebe des Patienten.

Während der Schwangerschaft sollte man also kein rohes Fleisch essen (Gepökeltes wie Salami ist aber sicher) und die Katzenkiste von jemand anderem sauber machen lassen. *Da Katzen sehr reinliche Tiere sind, können Sie Ihre Katze auch unbedenklich während der Schwangerschaft streicheln - es geht nur um Kontakt zu Katzenkot.*

Die angeborene Toxoplasmose ist nichtnamentlich meldepflichtig nach § 7 IfSG und fällt damit unter das Behandlungsverbot für den HP.

LISTERIEN sind aerobe, grampositive Keime, die

- in der **ERDE**,
- im **Darm**,
- in **MILCH**, Käse und Krautsalat leben

und normalerweise auch relativ wenig Ärger machen. Sie können beim Erwachsenen Halsweh, Konjunktivitis oder auch mal einen Hautausschlag auf dem Gewissen haben.
Leider können sie auf das Ungeborene übertragen werden und hier von Fieberschüben über Meningitis auch eine **Encephalitis**, **Hydrocephalus** bis hin zu einer Totgeburt auf dem Gewissen haben.
Nachdem die Keime an sich recht häufig sind, können sie ev. auch auf dem Geburtweg auf das Kind übertragen werden oder über rohe (unbehandelte) Kuhmilch weiterverbreitet werden.
Listerien sind namentlich meldepflichtig nach § 7 IfSG und fallen damit unter das Behandlungsverbot für den HP.

Dann haben wir noch die **GONORRHOE**.

Die Gonorrhoe stellt eine Lokalinfektion im Genitalbereich dar – also eine klassische Möglichkeit, das Kind auf dem **GEBURTSWEG** zu infizieren.
Nachdem es bei der Gonorrhoe gerade bei Frauen eine hohe Dunkelziffer gibt – das Leitsymptom ist Ausfluß, bekommen die Neugeborenen sofort desinfizierende Augentropfen, da sonst eine gemeine eitrige Konjunktivitis resultiert.

Tja, und zuletzt bleibt nur noch die **DIPHTHERIE**: sie stellt eine Lokalinfektion dar; die Keime sitzen meist im Rachenbereich und fabrizieren ihre weißlichen **PSEUDOMEMBRANEN** und den **SÜSSLICHEN MUNDGERUCH**.

Das Problematische ist allerdings, daß die Corynebakterien (**CORYNEBAKTERIUM DIPHTHERIAE**, **grampositiv**) - wie viele grampositive Keime - starke **Exotoxinbildner** sind und dieses Toxin ist für die eigentliche Erkrankung und die Komplikationen verantwortlich: im schlimmsten Fall

- **Myokarditis** und
- **Neuritis**; eine
- Hepatitis kann auch mal mit dabei sein.

Wenigstens kann die Diphtherie nicht auf das ungeborene Kind übertragen werden; die Keime kommen normalerweise überhaupt nicht ins Blut und das Toxin kann die Plazentaschranke nicht überwinden.

19) Mehrfachauswahl

Welche Aussage/n zu Typhus ist/sind richtig?

ⓐ Kennzeichen ist ein erbsbreiförmiger Stuhl ab der 2. Krankheitswoche.

ⓑ Typhus kann mit einem Ausschlag einhergehen.

ⓒ Fieber tritt nur in der ersten Krankheitswoche auf.

ⓓ Komplikationen sind Muskel- und Knochenabszesse, Arthritis und Cholezystitis.

ⓔ Im Fall eines akuten letalen Ausgangs verstirbt der Patient in erster Linie an akuter Dehydratation (*Wasserverlust*).

Ⓐ Alle Aussagen sind richtig.
Ⓑ Nur Aussage a ist richtig.
Ⓒ Nur Aussagen c und e sind richtig.
Ⓓ Nur Aussagen a, b und d sind richtig.
Ⓔ Nur Aussage e ist richtig.

Antwort:

☒ Lösung Ⓓ.

TYPHUS ist, im Gegensatz zu Cholera und Shigellenruhr z. B. eine **ALLGEMEINERKRANKUNG**, die ...

- in der ersten Krankheitswoche einen **TREPPENFÖRMIGEN FIEBERANSTIEG** aufweist,

ⓒ
- sich in den beiden folgenden Krankheitswochen zum **KONTINUA-FIEBER** (40°!) steigert und
- in der 4. Woche den **FIEBERABFALL** (*Stadium decrementi*) hat.

In der zweiten Woche treten ...

ⓑ
- **ROSEOLEN** der Bauchhaut auf,

ⓐ
- sowie der **ERBSBREIFÖRMIGE STUHL**;
- im Blut sieht man eine **LEUKOPENIE** und **ANÄMIE**.
- Außerdem ist der Puls für das Fieber zu langsam
  ➡ (relative) **BRADYKARDIE**.

☠ **KOMPLIKATIONEN** der ersten Krankheitswoche sind eine

- Myokarditis und
- Kreislaufinsuffizienzen aufgrund des hohen Fiebers

☠ **KOMPLIKATIONEN** der 2. und 3. Woche sind

ⓓ
- Darmblutungen,
- Perforationen und
- Koma.

☠ **SPÄTKOMPLIKATIONEN** sind Absiedlungen der Erreger in

- **KNOCHEN** (Abszesse, Osteomyelitis),
- im **MUSKEL**, im **GELENK** und
- in der **GALLENBLASE**.

Von diesen Absiedlungen können übrigens auch Rezidive ausgehen.

ⓔ Die **AKUTE DEHYDRATATION** gehört zur **CHOLERA**.

Cholera stellt eine pathophysiologisch **INTOXIKATION** dar; die Erreger (**VIBRIO CHOLERA**, gramnegativ) bleiben schön brav im Darm, nur ihr **Enterotoxin** ist in der Lage, den Flüssigkeitstransport durch die Darmschleimhaut umzukehren.

Anstatt, wie normal Flüssigkeit vom Lumen in den Körper hinein zu transportieren, kehrt das Choleratoxin die Transportrichtung um, so daß Flüssigkeit (viel Flüssigkeit!) aus dem Körper in den Darm gebracht wird.

Deshalb kommt es zu sehr **wäßrigen Durchfällen**; im „Stuhl" sind außer Wasser nur noch ein paar Schleimfetzen der Darmmukosa zu sehen, weshalb das Ganze an das Wasser, das man beim Kochen von Reis erhält erinnert – **REISWASSERÄHNLICHER DURCHFALL**.

Der Darm transportiert die Unmengen an Flüssigkeit hinaus – der Patient hat schmerzlose Durchfälle und ev., wenn die Wassermenge nicht mehr normal transportiert werden kann, auch schmerzloses Erbrechen.

Letal kann das Ganze enden, wenn der Flüssigkeitsverlust zu hoch wird: **hypovolämischer Schock**.

siehe AMTSARZTFRAGEN HERZ/KREISLAUF KLINIK.

Und hier noch einmal die Eckpfeiler unserer Prüfungsvorbereitung für den angehenden Heilpraktiker:

Kurs	Wie oft	Wann	Praxis	Theorie	Übernachtung nötig	
Nürnberger Trichter	1x jährlich	Pfingstferien	○	●	☒	
Sonntagspaukkurs	1x jährlich 10 Sonntage	Ende November bis März	○			*
Injektionskurs	2x jährlich	kurz **vor** der schriftlichen Prüfung	○	●	☒	Praxiswochenende I *
Notfallkurs			○	●		
Untersuchungskurs	2x jährlich	kurz **vor** der schriftlichen Prüfung	○	●	☒	Praxiswochenende II *
Histologiekurs				●		
Motivationssonntag**	2x jährlich	**vor** der schriftlichen Prüfung	○	●		
Differentialdiagnose	2x jährlich unterschiedliche Fälle	**nach** der schriftlichen Prüfung	○			

* Kann einzeln gebucht werden. Wegen Termin und Kosten bitte anrufen

** Ach ja - wir wollen Sie ja nicht dumm sterben lassen - unser **Motivationssonntag**.

Eine Spezialität des Hauses. Wir haben ja die Ausbildung Psychotherapie nicht vergeblich und kennen gerade den psychischen Druck der Prüfung von etlichen Generationen an Schülern - und das wörtlich, da hier die Unterschiede zwischen jungen und älteren Prüflingen sehr gering sind. Damit Sie mit der Prüfungssituation klar kommen, haben wir am **Sonntag vor der schriftlichen Prüfung** einen Tag um Sie auf die Prüfung vorzubereiten.

Es geht dabei gleichermaßen um die **Mündliche** wie die **Schriftliche**.

Wir werden Sie konditionieren, stabilisieren und auf den Unterschied vorbereiten, der zwischen Ihrem Wissen und dem Schein steht.

Sie sehen selbst - jede andere Vorbereitung ist eben nicht

20) Mehrfachauswahl

Welche der folgenden Aussagen zur Legionellose treffen zu?

Wählen Sie 2 Antworten!

Ⓐ Die Legionellose wird durch Influenza-Viren verursacht.

Ⓑ Es können grippeähnliche Symptome resultieren.

Ⓒ Erreger ist ein gramnegatives Stäbchen.

Ⓓ Der häufigste Übertragungsweg ist über Trinkwasser.

Ⓔ Die Inkubationszeit beträgt ca. 3 Wochen.

Antwort:

☒ Lösung Ⓑ und Ⓒ.

Ⓒ Die **LEGIONÄRSKRANKHEIT** wird durch **LEGIONELLA PNEUMOPHILA** verursacht, einem gramnegativen Stäbchen, das im **WARMEN SÜSSWASSER** lebt.
Warmes Süßwasser von z. B. 25° findet man gerne in **KLIMAANLAGEN** oder **LUFTBEFEUCHTERN**. Auch in **BRAUSENKÖPFEN** bleibt immer ein kleiner Rest Wasser stehen – ebenfalls ein gutes Reservoir für Legionella. Man kann sich die Legionellose deshalb gut in **HOTELS** einfangen, allerdings auch in **KRANKENHÄUSERN** (nosokomiale Infektion).
Übrigens: die Erkrankung erhielt ihren Namen, als in einem Hotel ein Veteranentreffen von ehemaligen Legionären stattfand und die Mitglieder schwer erkrankten....

Ⓔ Nach einer **INKUBATIONSZEIT** von **EINIGEN TAGEN** (2 bis 10 Tage)

Ⓑ treten zunächst grippeähnliche Symptome auf:

- Kopf- und Gliederschmerzen,
- Fieber, ev.
- Durchfall.

Innerhalb von ein paar Tagen entwickelt sich dann die typische schwere **PNEUMONIE**.
Zusätzlich kann es zu Nierenversagen und ZNS-Symptomen, wie Halluzinationen, Desorientiertheit, Lethargie kommen.

☠ Die Letalität ist mit 8 bis 30 % relativ hoch.

Man kann behandelt bei einer Legionellose mit Antibiotika und symptomatisch.

Ⓐ **INFLUENZA-VIREN** sind für eine echte **GRIPPE** „Influenza" verantwortlich; auch die Vogelgrippe hat ein spezielles Influenza-Virus [H5N1] auf dem Gewissen. Gegen die normale Grippe (anderes Influenza-Virus) gibt es eine **IMPFUNG** - allerdings ist die Impfung jeweils nur eine Saison aktuell, da das Virus sehr schnell mutiert.
Influenza-Viren haben ihr Reservoir in der Wasservogelpopulation.

⇄ Der normale Übertragungsweg bei der **LEGIONELLOSE** ist über inhalierte Tröpfchen aus der **KLIMAANLAGE** oder aus dem **BRAUSENKOPF**.

Ⓓ Über **TRINKWASSER** fängt man sich eher **SALMONELLEN** etc. ein.

21) Aussagekombination

Welche Aussage/n zur Hepatitis A ist/sind richtig?

ⓐ Eine Ansteckung über Trinkwasser ist möglich.

ⓑ Erregerreservoir ist der Mensch.

ⓒ Die Inkubationszeit kann bis zu 20 Wochen betragen.

ⓓ Häufiger Übertragungsweg ist durch unsauberes Tätowierbesteck.

ⓔ Es existiert eine allgemein empfohlene Impfung.

Ⓐ Alle Aussagen sind richtig.
Ⓑ Nur Aussagen a, b und e sind richtig.
Ⓒ Nur Aussage d ist richtig.
Ⓓ Nur Aussagen b, c, d und e sind richtig.
Ⓔ Nur Aussagen a und b sind richtig.

Antwort:

☒ Lösung Ⓑ.

Na also, so schwer war's doch gar nicht!

Die **HEPATITIS A** tritt weltweit auf, jedoch häufiger in den Tropen, Subtropen und im Mittelmeerraum.
In den gemäßigten Zonen kann man einen **Erkrankungsgipfel** im Spätsommer/Herbst erkennen.

⇄ Die Übertragung der **HEPATITIS-A-VIREN** erfolgt durch **SCHMIERINFEKTION**: **FÄKAL-ORAL** über

ⓐ

- **Trink**- und **Badewasser**, über
- **Nahrungsmittel** (alles was roh ist: Salate, Muscheln), durch
- engen körperlichen **Kontakt** (Kindergärten) oder auch über
- **Gebrauchsgegenstände** (Eßbesteck, Handtücher). Ausbrüche in Schulen oder Kindergärten wundern daher niemanden, da das Virus eine hohe Stabilität und ein große Desinfektionsmittelresistenz hat.

ⓑ Das Erregerreservoir ist der **MENSCH**.

◕ Die **INKUBATIONSZEIT** beträgt ca. 3 Wochen.

ⓒ 20 Wochen wäre eher für die Hepatitis B und C zutreffend.

1 Nach der Inkubationszeit kommt es in der **ERSTEN KRANKHEITSPHASE** zu **grippeähnlichen** Symptomen mit wenig Fieber.

2 In der **ZWEITEN PHASE** kommt dann der **IKTERUS** mit dem **HELLEN STUHL** und dem **BIERBRAUNEN URIN**; ev. auch Hautjucken wegen einer **Cholestase**.

siehe AMTSARZTFRAGEN VERDAUUNG KLINK.

An diese 2. Phase schließt sich in der Regel noch eine 2- bis 4wöchige Erholungsphase an.

Bis auf die zweite, die ikterische Phase verläuft die Hepatitis A nicht besonders charakteristisch; dummerweise gibt es viele anikterische Verläufe, so daß man von einer relativ **HOHEN DUNKELZIFFER** der Erkrankten ausgehen kann.

Nachweisen kann man eine durchgemachte Erkrankung anhand der Serum-Antikörper.

Das Gute ist wenigstens, daß die allermeisten Verläufe **KOMPLIKATIONSLOS** sind; bei der Hepatitis A treten **keine chronischen Verläufe** auf.
Zu fulminanten Verläufen mit Leberversagen o. ä. kommt es an sich nur, wenn die Patienten schon eine chronische Hepatitis B oder C haben.

(e) Eine lang wirksame **IMPFUNG** existiert; sie muß 2 x appliziert werden.

(d) Das mit dem **Tätowierbesteck** war daneben – hier kann es sich um die Hepatitis B oder die C handeln. Beide Viren sind sehr stabil, können parenteral übertragen werden und können in eine chronische Verlaufsform münden.

siehe auch Frage #8

AKUTE HEPATITIDEN sind namentlich meldepflichtig nach § 6 IfSG und fallen damit unter das Behandlungsverbot für den HP.

Rätselfieber

Namentlich meldepflichtig bei mehr als 20 richtigen Antworten

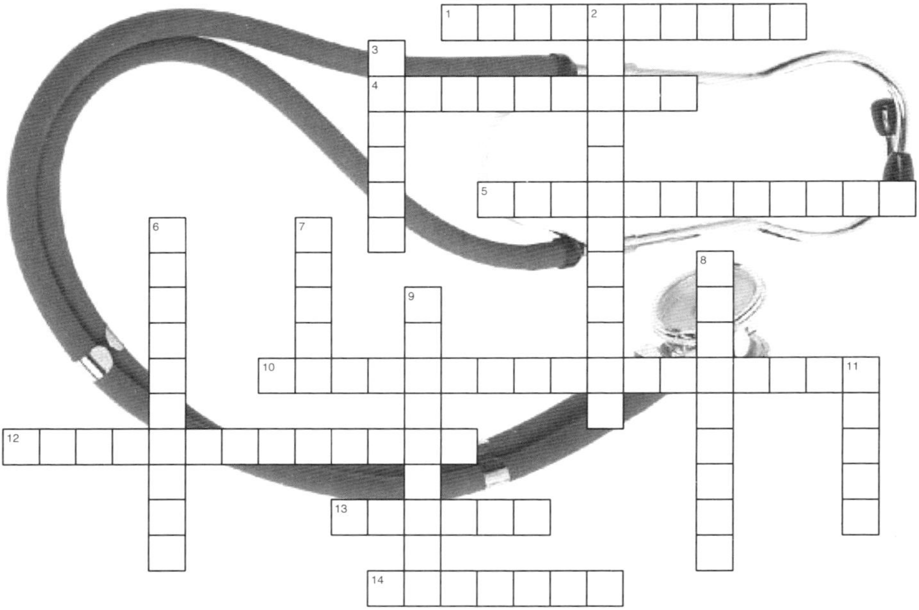

Waagerecht

1. Wie heißt die Fortsetzung von "Vom Winde verweht"?

4. Wie heißen die Haustiere der Rohköstler und "Müslis"?

5. Wo kriegen Sie die Poster der Infektionskrankheiten?

10. Aus der Diagnose HUS resultiert für den HP ein ...

12. Er trägt die Schuld daran, daß Sie keine Beeren mehr im Wald pflücken sollten (deutscher Name)

13. Wer hatte jetzt gleich wieder die Koplikschen Flecken?

14. Wer funktioniert Ihren Darm gründlich um?

Senkrecht

2. Woran erkennt man Scharlach

3. Sie übertragen nicht nur Staatsgeheimnisse

6. Der Anblick aufgetriebener Konserven erinnert an ...

7. Auf welchem Tier reitet der Morbus Lyme zur Arbeit?

8. Welcher Nachtarbeiter verursacht am Arbeitsplatz Juckreiz?

9. Wie macht wenigstens die Übertragung Spaß?

11. Wenn er ansteckt, muß er in die Tiefkühltruhe

Lösungen auf Seite 206

22) Ordnen Sie zu:

Ⓐ Inkubationszeit: wenige Tage, Schüttelfrost, auf den Tonsillen Stippchen sichtbar. Am 2. Krankheitstag kleinstfleckiger Ausschlag, auffallende Blässe um den Mund bei fiebergerötetem Gesicht.

Ⓑ Ein Landwirt hat mäßiges Fieber, am Unterarm eine schwarze, fast schmerzlose Papel von ca. 4 cm Durchmesser und geschwollene Achsellymphknoten.

Ⓒ Ein Jugendlicher hat mäßiges Fieber, Halsschmerzen, Leberdruckschmerz und im Blutbild Vermehrung der Monozyten; Milzschwellung.

Ⓓ Inkubationszeit 10 Tage, Konjunktivitis, Fieber, Durchfall und auf der Mundschleimhaut hellrote Punkte mit kleinem, weißem Zentrum. Am 14. Tag bildet sich im Hals- und Stirnbereich ein makulöses konfluierendes Exanthem.

Ⓔ Bei einem Waldarbeiter tritt nach einer Inkubationszeit von 5 bis 10 Tagen Fieber und Kopfschmerz auf. Das Fieber sinkt spontan wieder, um nach kurzer Zeit erneut anzusteigen, das Kopfweh nimmt stark zu und es tritt eine spontane Fallneigung auf, kombiniert mit Schwäche in den Händen.

❶ Übertragung durch Zecken

❷ Erreger: Bacillus anthracis

❸ Erreger: Epstein-Barr-Virus

❹ Zweiterkrankung (Glomerulonephritis) möglich

❺ Masern

Antwort:

☒ Lösung

Ⓐ	4
Ⓑ	2
Ⓒ	3
Ⓓ	5
Ⓔ	1

Ⓐ Na, erinnern Sie sich an **FRAGE #5**? Wohl dem, der die Beschreibung der diversen Ausschlagformen verinnerlicht hat!

➡ Leitsymptom hier war eindeutig der **KLEINSTFLECKIGE AUSSCHLAG**. Falls sie den nicht erkannt haben, sind Ihnen vielleicht die **STIPPCHEN** (Eiterpünktchen) auf den Tonsillen aufgefallen oder zumindest die erwähnte **PERIORALE BLÄSSE**.

Das Ganze läßt doch wirklich nur einen Schluß zu – **SCHARLACH** (mit der möglichen Glomerulonephritis).

Der Erreger von Scharlach ist – *na, wissen Sie's noch?* – unser beta-hämolysierender Streptokokkus der Gruppe A (Streptokokkus pyogenes).

◔ Scharlach hat eine kurze Inkubationszeit von **WENIGEN TAGEN**; da es sich bei der Erkrankung Scharlach um eine Fehlreaktion des Immunsystems auf die Streptokokken handelt, kann man Scharlach öfters bekommen (in jedem Alter) und es gibt auch keine Impfung dagegen.

Typische Kennzeichen sind:

- hohes Fieber,
- Halsweh;
- Tonsillen mit **STIPPCHEN**,
- Lymphknotenschwellungen.

- Die Zunge ist erst dick belegt (**ERDBEERZUNGE**),
- der Belag wird dann abgestoßen – die **HIMBEERZUNGE**.

- Der **Scharlachausschlag** ist **KLEINSTFLECKIG**, rauh und sehr dicht. Am stärksten zeigt er sich am Unterbauch und Schenkeldreieck und breitet sich dann über den Körper aus.

- Auffallend ist auch die **BLÄSSE** um den Mund im fiebergeröteten Gesicht.

Falls keine Behandlung erfolgt, schuppt sich der Ausschlag an Handtellern und Fußsohlen nach ca. 1 Woche ab.

Da der Streptokokkus pyogenes im § 34 IfSG erwähnt ist, besteht **BEHANDLUNGSVERBOT**!

Ⓑ **MILZBRAND** ist eine Zoonose und wird hervorgerufen durch den **BACILLUS ANTHRACIS**.

⇄ An Milzbrand steckt man sich durch **KONTAKT** mit Tieren an.

Beim **HAUTMILZBRAND** entsteht nach einer **INKUBATIONSZEIT VON 2 BIS 3 TAGEN** eine Papel, die im Zentrum schwarz ist und außen einen roten Rand besitzt. Diese Effloreszenz kann bis 7 cm Durchmesser aufweisen.

Charakteristisch ist der, **IM VERHÄLTNIS** sehr **GERINGE SCHMERZ**.

Die regionalen Lymphknoten schwellen an, sie **SCHMERZEN**, und es kommt zur **TEMPERATURERHÖHUNG**.

§§ Milzbrand ist nach § 6 IfSG **MELDEPFLICHTIG BEI VET**.

damit besteht **BEHANDLUNGSVERBOT**!

© Jugendliche, die Fieber entwickeln, mit Halsschmerzen, geschwollene Lymphknoten und **LEBERDRUCKSCHMERZ** haben, wenn eine normale Erkältung ausgeschlossen ist, eine

- infektiöse Mononukleose
  PFEIFFERSCHES DRÜSENFIEBER.

Die **INKUBATIONSZEIT BETRÄGT 4 - 7 WOCHEN**.

Der Name im angloamerikanischen „kissing-disease" läßt auf den verbreitetsten Übertragungsweg rückschließen - wenigstens die Übertragung ist also angenehm (abgesehn von „Tantenküssen").

Die infektiöse Mononukleose hat manchmal eine Tendenz zur Chronifizierung.

Kennzeichen: Vermehrung der **MONOZYTENÄHNLICHEN ZELLEN** im Blut. Erreger ist das

- Epstein-Barr-Virus.

Das selbe Virus wird vermehrt in Zellen des

- Burkitt-Lymphoms und des
- Nasopharynx-Karzinoms gefunden.

Ⓓ Pathognomonisch (*hinweisend auf die Krankheit*) bei dieser Frage waren die roten Pünktchen auf der Mundschleimhaut mit dem weißen Zentrum.

*Wenn dort „**KOPLIKSCHE FLECKEN**" gestanden hätten, hätten Sie`s gewußt, nicht wahr? Das Problem ist nur, daß der Patient mit dem Enanthem kommt und nicht zu Ihnen sagt, er habe Koplikscher Flecken. Der langen Rede kurzer Sinn: es handelt sich um **MASERN**.*

Masern werden hervorgerufen durch das **MASERNVIRUS**.

◕ Nach einer **INKUBATIONSZEIT VON 7 BIS 16 TAGEN** kommt es zu einer Konjunktivitis und den Koplikschen Flecken, dann zum **MASERNEXANTHEM**, das besonders im **GESICHT** und **HALS** ausgeprägt ist.
Das Exanthem besteht aus – na, wissen Sie's noch? – genau: aus einem konfluierenden leicht erhabenen roten Ausschlag

siehe Frage # 4

§§ Masern sind nach § 6 IfSG namentlich **MELDEPFLICHTIG BEI VET.**

damit besteht **BEHANDLUNGSVERBOT**!

Ⓔ Die **FRÜHSOMMERMENINGOENCEPHALITIS** ist eine **VIRUSERKRANKUNG**,

⇌ die durch **ZECKEN** übertragen wird.

Wenn in der Prüfung irgendwas mit „Wald" gefragt wird, ist die FSME schon in greifbarer Nähe – nicht nur die Borreliose! Eine andere Erkrankung, die man sich im Wald holt, ist der Fuchsbandwurm (Echinokokkus).

◕ Die FSME hat eine **INKUBATIONSZEIT VON 7 BIS 14 TAGEN** und ist gekennzeichnet durch einen **ZWEIGIPFLIGEN FIEBERVERLAUF**:

- das erste Mal im Rahmen einer „Grippe",
- das zweite Mal mit Zeichen einer **MENINGOENCEPHALITIS**

Zeichen der Meningitis sind beim Erwachsenen

- Nackensteifigkeit, ansonsten
- Kopfweh und
- Lichtscheu.

Zeichen der Encephalitis sind Ausfälle - hier z. B.

- die Fallneigung (*Kleinhirn*) oder
- die Muskelschwäche (*ev. Gyrus präcentralis oder die Extrapyramidalbahnen*).

§§ Die FSME ist nach § 7 IfSG **MELDEPFLICHTIG**

damit besteht **BEHANDLUNGSVERBOT**!

23) Aussagenkombination

Welche Aussage/n ist/sind richtig?

Krankheiten, die durch Kontakt zu Tieren hervorgerufen werden können, sind:

ⓐ Milzbrand

ⓑ Windpocken

ⓒ Orf

ⓓ Meningokokken-Meningitis

ⓔ Tularämie

Ⓐ Alle Aussagen sind richtig.
Ⓑ Nur Aussagen a, c und e sind richtig.
Ⓒ Nur Aussagen b und c sind richtig.
Ⓓ Nur Aussagen c, d und e sind richtig.
Ⓔ Nur Aussagen a und b sind richtig.

Antwort:

☒ Lösung Ⓑ.

Für solche Fragen ist die Zusammenfassung vorne im Buch gedacht.

ⓐ **MILZBRAND** ist eine Kontaktinfektion und wird hauptsächlich durch **WEIDETIERE** verbreitet.

Der Erreger heißt **BACILLUS ANTHRACIS**,

INKUBATIONSZEIT IST 2 BIS 3 TAGE.

Beim Hautmilzbrand entsteht eine schwarze, große, halbwegs **SCHMERZLOSE PAPEL** mit rotem Hof und Ödem.

Zusätzlich hat der Patient

- leichtes Fieber und
- schmerzhaft **GESCHWOLLENE REGIONALE LYMPHKNOTEN**.

§§ Die Erkrankung ist nach § 6 namentlich **MELDEPFLICHTIG BEI VET.**
damit besteht **BEHANDLUNGSVERBOT**!

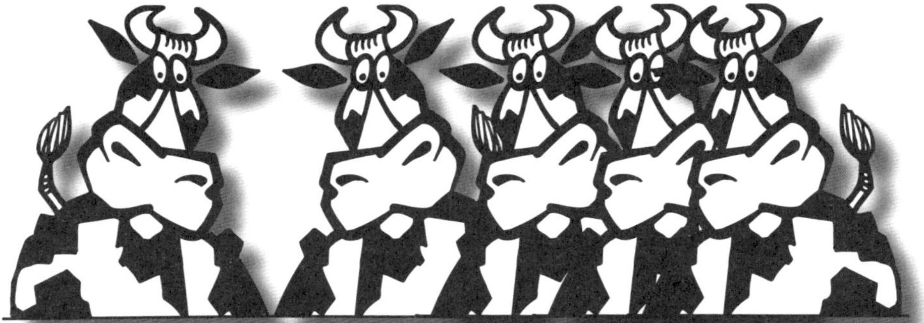

ⓑ **WINDPOCKEN** werden vom **VARIZELLA-ZOSTER-VIRUS** hervorgerufen und sind rein **menschenpathogen**.

Die Erkrankung ist hochansteckend („Wind"-pocken) und wird mittels Tröpfcheninfektion oder Schmierinfektion durch den **Bläscheninhalt** verbreitet.

Deshalb fällt sie unter den §34 und damit unter das **BEHANDLUNGSVERBOT** für den Hp.

Windpocken haben eine Inkubationszeit von 2 bis 3 Wochen und sind gekennzeichnet durch den typischen Bläschenausschlag: der Ausschlag verläuft in mehreren Schüben, so daß beim Patienten Bläschen in unterschiedlichen Entwicklungsstadien nebeneinander sichtbar sind (**HEUBNERSCHE STERNENKARTE**).

Die Bläschen heilen ohne Narbenbildung ab; es sei denn, man kann auf das Kratzen nicht verzichten – Superinfektion!

Doch damit noch nicht genug: das Virus ist so gut an den Menschen angepaßt, daß es persistieren kann – vornehmlich in den Vorder- und Hinterhörnern des Rückenmarks. Von dort aus kann es reaktiviert werden; es entsteht der **HERPES ZOSTER**.
Beim Herpes zoster wandert das Virus genau einem Nerven entlang und schädigt dabei die Schwannschen Zellen des Nervs.

siehe AMTSARZTFRAGEN NERVENSYSTEM VORKLINIK

Der Patient „bemerkt" Reizungen, d. h. er hat gemeine Schmerzen und der Untersucher sieht einen Bläschenausschlag entlang des Nervenverlaufs. Typischerweise hört der Ausschlag genau in der Mitte des Bauchs auf.
Der Zoster-Ausschlag beinhaltet genau die gleichen Bläschen wie die Ersterkrankung, die Windpocken; auch hier enthält der Bläscheninhalt massenhaft Viren. Man kann sich also am Zoster-Ausschlag anstecken und bekommt – na, was ? – genau: **WINDPOCKEN** (sofern man noch keine Windpocken hatte und damit immun ist).

- **WINDPOCKEN** - die Ersterkrankung - kann man immer nur einmal,
- **ZOSTER** - das Rezidiv kann man mehrmals bekommen.

Gegen Windpocken gibt es eine **Impfung**; sie wird allerdings nur bei speziellen Indikationen empfohlen (Schwangere, Leukämiekinder).

ⓒ **ORF** (Melkerknoten) ist eine virale Erkrankung; das Virus gehört zu den **POCKENVIREN**.
Es verursacht bei Tieren Pusteln an Lippen und Zunge, beim Menschen **PUSTELN** auf der Haut mit weißem Ring (*sieht aus wie eine Zielscheibe*), die bis zum Aufbrechen relativ schmerzlos sind.

Sie müssen diese Krankheit nicht gekannt haben, um die Antwort trotzdem richtig zu haben; es reicht, wenn Sie als gesetzestreuer Heilpraktikeranwärter über die anderen (meldepflichtigen!!!) Erkrankungen Bescheid gewußt haben.

ⓔ die **TULARÄMIE** ist die **HASENPEST**.

⇄ An Hasenpest steckt man sich über

- direkten Kontakt,
- Staub,
- kontaminiertes Wasser oder über
- Nagetierparasiten an.

◔ Die **INKUBATIONSZEIT BETRÄGT 2 BIS 8 TAGE**

Es entstehen meist **HAUTULCERA**.

Der Erreger ist ein gramnegatives Stäbchen (**FRANCISELLA TULARENSIS**); auch die intakte Haut stellt den Keim vor kein unüberwindliches Hindernis. Die Erkrankung ist eine echte Zoonose; an sich sind Menschen eher selten davon betroffen. Erregerreservoir sind Nagetiere.

§§ Tödliche Verläufe mit hohem Fieber, Sepsis oder einer schweren Pneumonie sind möglich, daher ist der Keim **MELDEPFLICHTIG** nach § 7...

... womit **BEHANDLUNGSVERBOT** besteht!

ⓓ Die **MENINGOKOKKEN-MENINGITIS** ist eine Erkrankung, die von **MENSCH ZU MENSCH** übertragen wird (*Tröpfcheninfektion*).
Erreger sind gramnegative Diplokokken (***NEISSERIA MENINGITIDIS***). Die Erkrankung kommt weltweit vor; ist aber in Brasilien, südlich der Sahara (Meningitisgürtel), Indien und Nepal endemisch.

◔ Die **INKUBATIONSZEIT BETRÄGT 2 BIS 4 TAGE**.

Es resultiert eine

- **HALSENTZÜNDUNG**, die dann in eine
- **MENINGITIS** übergehen kann,

oder der Patient bekommt eine

- **SEPSIS** und das
- **WATERHOUSE-FRIDRICHSEN-SYNDROM** mit multiplen Einblutungen in Organe und einer eventuellen **NEBENNIERENINSUFFIZIENZ**.

Allerdings gibt es auch viel asymptomatische Träger von Neisseria meningitidis.

§§ Meningitis ist nach § 6 namentlich **MELDEPFLICHTIG BEI VET**...

damit besteht **BEHANDLUNGSVERBOT**!

24) Aussagenkombination

Welche Aussage/n ist/ sind richtig?

Die Diagnose einer Tuberkulose kann üblicherweise gestellt werden durch:

1. Kehlkopfabstrich
2. Untersuchung des Magensafts
3. Darmspiegelung
4. Röntgenuntersuchung der Lunge
5. klinische Symptome wie Nachtschweiß und trockener Husten über 6 Wochen.

Ⓐ Alle Aussagen sind richtig.
Ⓑ Nur die Aussagen 1, 2, 4 und 5 sind richtig
Ⓒ Nur die Aussage 4 ist richtig.
Ⓓ Nur die Aussagen 1, 3, 4 und 5 sind richtig.
Ⓔ Nur die Aussagen 2 und 5 sind richtig.

Antwort:

☒ Lösung Ⓑ.

Die **TUBERKULOSE** ist eine Erkrankung, die im Vormarsch begriffen ist.

Einer der Gründe ist, daß die Tbc über längere Zeit (halbes Jahr z. B.) mit einer **DREIERKOMBINATION** von Antibiotika behandelt werden muß und leider viele Patienten die Behandlung abbrechen. Die Erreger der Tbc, das

- **MYKOBAKTERIUM TUBERKULOSIS**
- **MYKOBAKTERIUM AFRICANUM** oder
- **MYKOBAKTERIUM BOVIS**

sind gut an den Menschen angepaßt und können intrazellulär im Makrophagen überleben; eine einmalige Antibiotikagabe hilft da nicht viel, im Gegenteil sie schadet, aufgrund einer möglichen Resistenzentwicklung, eher.

Deshalb ist die Tuberkulose bei Erkrankung und Tod nach **§ 6** IfSG meldepflichtig und fällt unter das **BEHANDLUNGSVERBOT** für den Heilpraktiker.

Die Mykobakterien haben im Gegensatz zu den „normalen" Bakterien eine **besondere Zellwand**; sie enthält Wachsbestandteile. Das macht ihren Nachweis schwierig – Sie haben bei den Mykobakterien die **ZIEHL-NEELSEN-FÄRBUNG** gelernt. Nach dieser Färbemethode werden die Bakterien mit rotem Farbstoff übergossen und man versucht, diesen Farbstoff mit **Säure** wieder abzuwaschen. Bei den „normalen" Bakterien gelingt dies, bei den Mykobakterien hängt sich der Farbstoff in ihren besonderen Zellwandstrukturen fest.

➡ Deshalb haben Sie bei den Mykobakterien noch ein Stichwort, nämlich **SÄUREFEST** gelernt.

Trotz der speziellen Ziehl-Neelsen-Färbung sind aber viele Abstriche falsch negativ, d. h. die Mykobakterien lassen sich aufgrund ihres intrazellulären Daseins oftmals nicht richtig nachweisen. Übliche Verfahren, um den Bakterien trotzdem auf die Schliche zu kommen haben als Grundlage die Idee, daß ein Abstrich dann eher richtig positiv ist, wenn man **viele Bakterien** auf dem Objektträger hat.

Im Fall der **LUNGENTUBERKULOSE** hat man sich überlegt, daß in Ruhephasen, also nachts, das Flimmerepithel der Lunge den Schleim und damit auch die Bakterien Richtung **Kehlkopf** transportiert, worauf sie verschluckt werden um im **Magen** landen.

1 Deshalb ist ein morgendlicher **KEHLKOPFABSTRICH** zwar sicher nichts Angenehmes, aber man erwischt mehr Bakterien als wenn man bei einer Messung tagsüber den Verdünnungseffekt des Speichels noch kompensieren müßte.

2 Fast noch besser ist eine morgendliche Untersuchung des **MAGENSAFTS**: die Bakterien landen über Nacht im Magen; dessen Peristaltik ist über Nacht vermindert, so daß man morgens als erste Amtshandlung dem Patienten einen Magenschlauch legen kann. So etwas schafft keine Freunde, aber Befunde.

4 Da die Tbc in den meisten Fälle als **Lungentuberkulose** auftritt, könnte man am **Röntgenbild** fündig werden.

Für die **MILIAR-TBC**, die generalisierte Form bei Abwehrschwäche haben Sie die **SCHNEEGESTÖBERÄHNLICHE ZEICHNUNG** gelernt. Granulome können auf dem Röntgenbild sichtbar sein; ein genügend großes Granulom macht sich als Pünktchen bemerkbar.

Die Ursache für diese Röntgenzeichnung der Lunge ist folgender: die Tbc-Bakterien können von Körper nur sehr schwer eliminiert werden. In solchen Fällen hat das Immunsystem die Möglichkeit, den/die Fremdkörper abzukapseln und/oder hinter **Makrophagenwällen** einzusperren.

Man spricht in diesen Fällen von einer **GRANULOMBILDUNG**.
Diese Granulome, im Fall der Tuberkulose auch **TUBERKULOME** genannt, enthalten in ihren Innern Bakterien, tote und halbtote Abwehrzellen und abgestorbene Zellen aller Art.
Bei einer histologischen Untersuchung ist das innere Granulom gelblich krümelig und erinnert an getrockneten Quark.

Genau – deshalb hatten Sie ein weiteres Stichwort – die **KÄSIGE NEKROSE** gelernt!

Eine andere Möglichkeit, auf dem **Röntgenbild** bei der Tbc fündig zu werden, ist, daß der **PRIMÄRKOMPLEX**, die **Erstinfektion** mit Tbc sichtbar wird. Bei der Erstinfektion werden (bei guter Abwehr) die Bakterien an der Eintrittspforte (irgendwo in der Lunge) und im dazugehörigen Lymphknoten hinter Makrophagenwällen eingesperrt, wobei diese Tuberkulome im Laufe der Jahre **verkalken** können. Das ist dann natürlich gut sichtbar im Röntgenbild.

Nachdem die Abwehr der Tbc für den Körper ein relativ großes Problem ist, ist es an sich kein Wunder, daß das Immunsystem überschießend reagiert, wenn der Patient ein 2 Mal mit Tbc-Bakterien oder auch nur mit Bestandteilen in Kontakt kommt.

Das macht man sich beim sog. **TINE-TEST** zunutze: man injiziert dem Patienten intra- oder subcutan Zellwandbestandteile von Mykobakterien und schaut, was passiert. Wenn der Patient schon einmal Kontakt mit Tbc-Bakterien hatte, wird er mit einer T-Zell-vermittelten Überreaktion, einer **ALLERGIE TYP IV** reagieren: es werden sich in den nächsten Tagen an den Einstichstellen kleine Knötchen (Granulome) bilden.

siehe AMTSARZTFRAGEN IMMUNOLOGIE.

Die Tbc gilt, was ihre **klinischen Symptome** angeht, als **CHAMÄLEON**, d. h. sie hat nur sehr uncharakteristische Zeichen. In der Hauptsache fühlt sich der Patient nicht so richtig leistungsfähig – nicht schwer krank, sondern einfach nicht so topfit; er hat eine ganz leicht beschleunigte Blutsenkung und Zeichen der **Anregung des Immunsystems**.

Solche Zeichen sind in erster Linie

- **SUBFEBRILE TEMPERATUREN**, die sich in
- **NACHTSCHWEISS** oder im
- **Schwitzen** bei geringsten Anstrengungen bemerkbar machen.

Ansonsten kommen wenig ausgeprägte chronische Symptome des jeweiligen Organs vor:

bei der Lunge → ist es ein trockener Husten,
bei der Nierentuberkulose → ist es eine ständige Blasenreizung,
bei der Haut-Tbc → sind es die apfelgeleefarbenen Knötchen.

Es wäre einfach gut, wenn man bei unklaren chronischen Symptomen seitens des Abwehrsystems mal an Tbc denkt! Kommt in den besten Familien vor!

Bei einer **DARMSPIEGELUNG** sieht man bei der Tbc selten was Verwertbares: bei der Darmtuberkulose sind die Peyerschen Plaques vergrößert – nur dorthin kommt man nicht mit der Darmspiegelung.
Im Dickdarm sieht man nichts (charakteristisches) und ein Schleimhautabstrich in diesem Milieu der 1000 Bakterienarten ist sicher nicht von Erfolg gekrönt.

25) Einfachauswahl

Welche Aussage zur Hepatitis ist richtig?

Ⓐ Der Verlauf der akuten Infektion unterscheidet sich bei den diversen Hepatitisformen eindeutig voneinander.

Ⓑ Gegen Hepatitis A, B und C gibt es eine gut wirksame Impfung.

Ⓒ Die Übertragungswege der Hepatitis A, D und E sind dieselben.

Ⓓ Hepatitisinfektionen können klinisch inapparent verlaufen.

Ⓔ Bei der Hepatitis B sind die Laborwerte in der Regel stärker erhöht als bei der Hepatitis A.

Antwort:

☒ Lösung Ⓓ.

An sich hatten wir die ***Aufgaben #8*** *und* ***#21*** *schon erfolgreich gelöst – dann sollte uns diese jetzt auch nicht mehr schwer fallen!*

Da **AKUTE HEPATITIDEN** im § 6 erwähnt sind (Behandlungsverbot!), lohnt es sich schon, ein paar Gedanken darauf zu verschwenden.

Widerholen wir noch mal:

Es gibt die

- **HEPATITIS A**, die
- **HEPATITIS B**, die
- **HEPATITIS C**, die
- **HEPATITIS D** und die
- **HEPATITIS E**.

Stichworte zu den jeweiligen Erkrankungen:

- Hepatitis A: ◔ Inkubationszeit einige **Wochen**,
  ⇄ **fäkal-oraler** Übertragungsweg,
  keine chronischen Verläufe.

- Hepatitis B: ◕ Inkubationszeit einige **Monate**;
  ⇄ **parenteraler** oder **venerischer** Übertragungsweg,
  chronische Verläufe möglich.

- Hepatitis C: ◕ Inkubationszeit **Wochen** bis **Monate**,
  ⇄ **parenteraler** oder indirekter Übertragungsweg (über Gegenstände, wie Tätowierbesteck, Rasierer, unsterilisierte Akupunkturnadeln etc.),
  chronischer Verlauf häufig.

- Hepatitis D: **inkomplettes Virus**,
  kann sich nur Gegenwart des Hepatitis – B – Virus vermehren.
  Heftige akute und heftige chronische Verläufe sind möglich
  (Leberzirrhose, Leber-Karzinom).

- Hepatitis E: ◔ Inkubationszeit einige **Wochen**,
  ⇄ **fäkal-oraler** Übertragungsweg,
  keine chronischen Verläufe.

Die **AKUTINFEKTION** verläuft bei allen Hepatitisformen gleich: in der ersten Krankheitswoche sieht das Ganze aus wie ein (leichter) grippaler Infekt, in der 2. Phase kann (kann – nicht muß) es zum **IKTERUS** kommen.

Hauptkennzeichen der 2. Phase ist aber der **BIERBRAUNE URIN MIT SCHAUMBILDUNG**.

Ⓐ Damit fällt die Antwort A schon mal weg.

Ⓑ Eine **IMPFUNG** gibt es nur gegen die **HEPATITIS A** und die **HEPATITIS B**. Damit ist allerdings die Hepatitis D auch abgedeckt, da sich das D-Virus ohne das B-Virus nicht vermehren und keine Symptome machen kann.
Gegen die Hepatitis C gibt es (noch?) leider keine Impfung; man geht davon aus, daß ca. 1 % der Weltbevölkerung chronisch mit Hepatitis C infiziert ist....

Ⓒ Die **ÜBERTRAGUNGSWEGE** der Hepatitis **A** und der Hepatitis **E** sind dieselben ...

⇌ fäkal-oral;

die Hepatitis **B**, **C** und **D** sind

⇌ parenteral übertragbar.

Ⓓ Gerade Hepatitis A-Infektionen können **INAPPARENT** verlaufen; vor allem Kinder können unbemerkt eine A-Hepatitis durchgemacht haben. Den Nachweis kann man dann nur serologisch stellen. In den Ländern der 3. Welt mit geringerem Hygienestandard ist das fast die Regel.

Ⓔ Die **LABORWERTE** geben nur einen Hinweis auf eine allgemeine Leberschädigung.

Alle Hepatitisviren vermehren sich im Hepatozyten und schädigen diesen mehr oder weniger.

Wissen Sie noch, welche Laborwerte auf eine Leberschädigung hinweisen?

Genau, die **GOT**, **GPT**, die **y-GT** und ev. die **GldH**. Die Normwerte liegen bei der

- GOT unter 18 U/l
- GPT unter 22 U/l
- y-GT unter 28 U/l
- GldH unter 4 U/l.

Alles klar an der Hepatitis-Front?

26) Einfachauswahl

Welche Aussage zu Keuchhusten ist richtig?

Ⓐ Der Erreger ist ein Corynebakterium.

Ⓑ Das Stadium catarrhale dauert 1 bis 2 Wochen.

Ⓒ Eine typische Komplikation des Keuchhustens ist der M. Croup.

Ⓓ Während des Stadium convulsivums hat der Patient hohes Fieber.

Ⓔ Kennzeichen ist der nicht konfluierende Ausschlag.

Antwort:

☒ Lösung Ⓑ.

Kinderkrankheiten sind doch immer wieder eine Frage (und eine Antwort natürlich) wert.

Ⓐ Unser **CORYNEBAKTERIUM** gehört natürlich zur **DIPHTHERIE**!

Noch mal kurz, zum Wiederholen der **Steckbrief der Diphtherie**:

Erreger: Corynebakterium diphtheriae, grampositives Stäbchen

Klinisches Kennzeichen:

- **Pseudomembranen**-Bildung; meistens auf den Tonsillen,
- **süßlicher Mundgeruch**.
- Halsweh steht nicht im Vordergrund.

Pathophysiologisch handelt es sich um eine **Lokalinfektion** mit einer systemischen **Intoxikation**. Möglich Komplikationen: Myokarditis und Neuritis.

Bei der **KEHLKOPFDIPHTHERIE** befinden sich die Corynebakterien und damit die Pseudomembranen im Bereich der **Glottis**, der Stimmritze. Da das Gewebe hier sehr locker ist, entwickelt sich schnell ein **ÖDEM**, das zu Erstickungsanfällen führen kann

Ⓒ der **M. CROUP**.

Ⓔ Auch unser **NICHT KONFLUIERENDER AUSSCHLAG** gehört zu **RÖTELN** – noch gewußt? Wenn nicht- siehe **Frage #5!**

Zum Keuchhusten gehört gar kein Ausschlag.

Tja, dann wenden wir uns doch mal dem **KEUCHHUSTEN** selbst zu:

Erreger ist **BORDETELLA PERTUSSIS**, ein gramnegatives Stäbchen. Diese Keime machen eine **lokale Infektion**, produzieren aber das **Pertussistoxin**, das die Zilien des Epithels des Atemtrakts lähmt, so daß sich Sekundärinfektionen wunderbar ausbreiten können.

⇄ Die Übertragung erfolgt durch **Tröpfcheninfektion**.

Nach einer **Inkubationszeit** von ca. **1 WOCHE** kommt es zum ersten Stadium: dem Stadium catarrhale.

- Das **STADIUM CATARRHALE** dauert 1 bis 2 Wochen und sieht aus wie eine normale Erkältung;
    - unser Patient fühlt sich krank,
    - hat wenig Appetit und
    - hat subfebrile Temperaturen.

  Nach diesem Stadium kann die Erkrankung ausgeheilt sein oder es geht in das zweite Stadium über: das Stadium convulsivum.

- Das **STADIUM CONVULSIVUM** dauert mehrere Wochen (Mutter ist nach dieser Zeit auch völlig mit den Nerven fertig) und hier kommt es zu den
    - typischen stakkatoähnlichen **HUSTENATTACKEN**.
    - Das Kind kann Erbrechen;
    - es kann zu einem Stimmritzenkrampf kommen mit wirklich sehenswerter Zyanose und
    - es können sich, durch den starken Druck beim Husten, auch **LEISTENHERNIEN** ausbilden.

  Dieses Stadium ist dadurch gekennzeichnet, daß der Bronchialbaum sich reinigen will (und muß), da die Zilien diese Aufgabe jetzt nicht mehr erfüllen können - und das geht jetzt nur durch husten. Es treten klinisch also höchstens **Bronchitiden**, also Oberflächeninfektionen, aber keine systemischen Infektionen auf; damit kommt es im Stadium convulsivum **NICHT ZUR ENTWICKLUNG VON FIEBER**. Falls hier Fieber auftreten sollte, ist von einer zusätzlichen Komplikation auszugehen, wie z. B. Otitis media oder auch mal eine echte Pneumonie.

Ergo:

Ⓑ das **Stadium catarrhale** dauert beim Keuchhusten etwa **1 BIS 2 WOCHEN**.

Ⓓ aber leider (bezüglich der Frage) tritt im **Stadium convulsivum KEIN FIEBER** mehr auf.

Keuchhusten fällt unter den § 34 IfSG und damit unter das Behandlungsverbot für den HP.

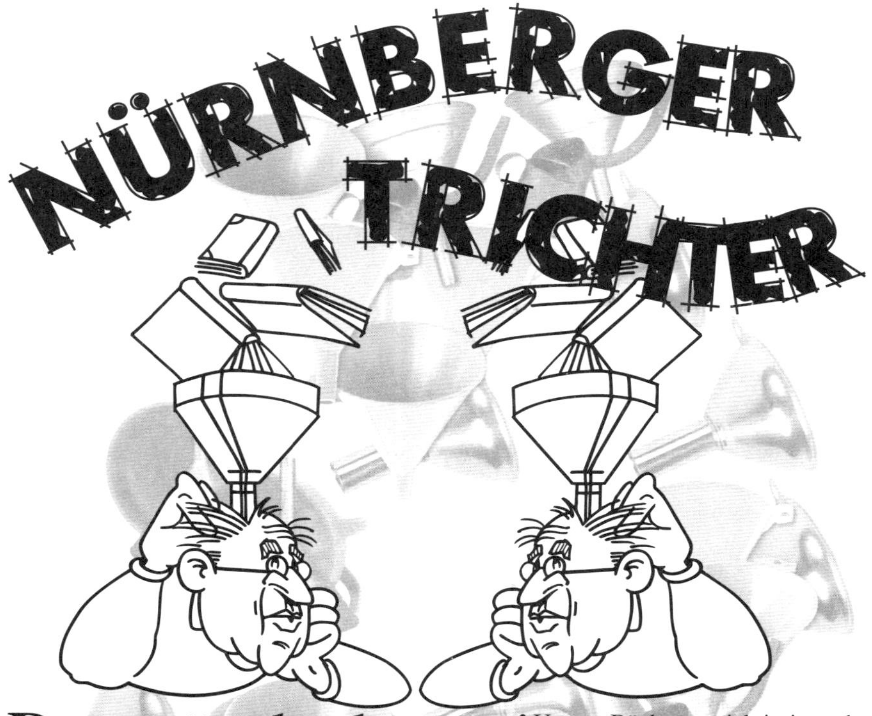

Das wär doch was! Unsere Bücher so richtig interaktiv, wo Sie auch mal Fragen stellen können und Sie bekommen eine Antwort! Wo Ihnen auch noch gezeigt wird, wie Sie einen Patienten untersuchen und wo Sie auch gleich dieses Wissen an einem Patienten ausprobieren dürfen - nein, nicht an einem virtuerllen Patienten, sondern an einenm aus Fleisch und Blut (Knochen natürlich auch).

Das wäre toll, was?

Wie Sie wissen, machen wir das Unmögliche möglich. Deshalb gibt es bei uns jedes Jahr in den Pfingstferien DIE Gelegenheit, von dem enormen Wissen Frau Dr. Rommelfangers zwei Wochen lang von morgens bis abends zu profitieren. Sie dürfen Fragen stellen, die Sie noch nie gestellt haben und kriegen Antworten, die Sie auch noch nie bekommen haben - und zwar die richtigen!

Ort der denkwürdigen Begegnung ist das ARDEA®-Ausbildungszentrum, mit allen seinen technischen Tricks und Finessen. Wenn Sie dieses Buch direkt vom Verlag bezogen haben (portofrei in Deutschland), haben Sie sicher unseren Flyer mit den aktuellen Terminen bekommen. Wenn nicht, einfach im Internet unter www.ardea.de schauen, oder anrufen beim Ausbildungszentrum unter 0911-77 67 91 (zwischen 9.⁰⁰ und 13.⁰⁰).

27) Mehrfachauswahl

Für welche der folgenden Erreger ist eine aerogene Übertragung typisch?

Wählen Sie 2 Antworten!

Ⓐ Clostridium tetani

Ⓑ Varizella-Zoster-Virus

Ⓒ Salmonella typhi

Ⓓ Hepatitis B - Virus

Ⓔ Rhinoviren

Antwort:

☒ Lösung Ⓑ und Ⓔ.

Unter einer **AEROGENEN ÜBERTRAGUNG** versteht man die Tatsache, daß manche Keime über die **LUFT** (z. B. Anniesen, Anhusten) übertragen werden können.
☞ Da **VIREN** sehr klein und leicht sind, sind sie bei so was schon mal in der engeren Wahl.

Weiterhin – für uns zum Ausklamüsern – wird es sich bei Übertragungen über die Luft wohl um Erkrankungen handeln, die sehr ansteckend sind.

Überlegen wir mal:

Ⓐ **CLOSTRIDIUM TETANI** ist ein Bakterium (grampositiv um genau zu sein), es ist wächst nur unter aneroben Bedingungen und kann nur als Spore in Kontakt mit dem Luftsauerstoff kommen. Normalerweise ist es in der Erde oder auf Rosendornen, Kaktusstacheln etc. zu finden
📖 siehe **Frage #1**

Man kann also hier **nicht** von einer aerogenen Übertragung ausgehen.

Ⓑ Beim **VARIZELLA-ZOSTER-VIRUS** sind wir bei den **WINDPOCKEN** – und da sieht die Sache schon anders aus. Diese Erkrankung ist sehr ansteckend und heißt nicht umsonst **Wind-**pocken. In der Mikrobiologie hatten Sie gelernt, daß man sein Praxiszimmer gut **LÜFTET**, um Viren zu entfernen.

Ⓒ **SALMONELLA TYPHI** ist an sich ein (Brack-) **Wasserkeim**, der wenn es sein muß, auch mal mit **Nahrungsmitteln** oder anderen kontaminierten Gegenständen vorlieb nimmt. Durch die Luft steckt er jedoch nicht an.

Ⓓ Das **HEPATITIS – B - VIRUS**, das haben wir schon mehrfach gehört, braucht Blut oder Körperflüssigkeiten zum Verbreiten: man steckt sich **parenteral** oder **venerisch** an.

Ⓔ **RHINOVIREN** sind diejenigen Viren, die die „normalen" Erkältungen, die grippalen Infekte auf dem Gewissen haben. Sie sind leicht (Viren) und verbreiten sich durch Husten, Niesen etc. ganz hervorragend.

28) **Mehrfachauswahl**

Wählen Sie 2 Antworten!

Hinweise auf eine Scabiesinfektion können sein:

Ⓐ Nissen besonders hinten den Ohren

Ⓑ Juckreiz, besonders nachts

Ⓒ Pusteln, die in einer Reihe angeordnet sind

Ⓓ kleinfleckiger Ausschlag besonders am Rücken

Ⓔ bierbrauner Urin am 4. Krankheitstag

Antwort:

☒ Lösung Ⓑ und Ⓒ

SCABIES, die **KRÄTZE** soll auch in den besten Familien vorkommen.
Experten sind sich einig, daß **Scabies**, genauso wie Läuse nichts mit (fehlender) Reinlichkeit zu tun hat, sondern sich z. B. in Kindergärten und Schulen fast wie von alleine ausbreitet.

Deshalb fällt die Krätze unter den **§ 34** und damit unter das **BEHANDLUNGSVERBOT** für den Heilpraktiker.

Der Erreger der Krätze sind **KRÄTZMILBEN**; die Tierchen gehören zu den Spinnentieren. Die Weibchen bohren in der obersten Hautschicht Gänge ähnlich wie ein Borkenkäfer und legen dort ihre Eier ab. Die Tiere leben von der Lymphe und den Zellen der Epidermis.
Das klingt an sich noch nicht besonders schlimm (zumindest aus der Sicht des Pathologen). Allerdings kommt in der 2. Phase, 2 bis 6 Wochen nach dem Erstbefall eine **allergische Reaktion vom Soforttyp** dazu: der Körper reagiert überschießend auf tote Milben und den Milbenkot. In der zweiten Phase fangen dann auch die alten Infektionen höllisch zu **JUCKEN** an. Durch das Kratzen kann es zusätzlich zu weiteren Infektionen kommen.

Klinik: die Inkubationszeit beträgt im Durchschnitt also 4 Wochen; im Vordergrund steht der nicht unerhebliche **JUCKREIZ**, der sich bei **WÄRME VERSTÄRKT.**

Ⓑ Warm heißt z. B. **nachts** unter der Bettdecke oder auch in einem schönen warmen **Bad** oder unter der **Dusche**.

Ⓒ Auf den Bohrgängen entstehen nun **Pusteln**, weshalb die Pusteln mit etwas Fantasie in **Reihen** angeordnet sind.

⇄ Nachdem die Milben durch Kontakte jeglicher Art (Mensch. Tiere, Gegenstände) übertragen werden, wundert es niemanden, daß die **HÄNDE** häufig befallen sind. Weitere Vorlieben der Milben sind für die **Gelenkbeugen** und um die **Brustwarze** herum.

Die Diagnose ist an sich gar nicht so schwierig: die Gänge sind unter der **LUPE** sichtbar und mit etwas Geschick (und Motivation) kann man eine Milbe mit einer feinen Nadel aus einem Hautgang herauspopeln.
Ein Milbenbefall dauert ohne Behandlung ca. 8 Wochen; die Patienten sind durchgängig ansteckungsfähig!

Zur Therapie und Elimination der Milben empfiehlt man außer Milbenmitteln ein abendliches **Ganzkörperbad** und **Bürsten** der Haut. Wichtig ist, daß alle Kontaktpersonen mitbehandelt werden. Wäsche und Bettwäsche häufig wechseln, Teppiche und Betten mehrfach absaugen, Plüschtiere und Schuhe z. B. einfrieren.
Eine wirksame Prophylaxe gibt es nicht; statistisch gibt es alle 30 Jahre eine Krätze-Pandemie und da wird Ihr Kind wohl die Milben aus dem Kindergarten mitbringen.....

Ⓐ Die **NISSEN** gehören zu den **LÄUSEN.**

Diese Tierchen sind auch nicht schöner als die Milben....
Läuse halten sich überall auf, wo es Haare gibt und deren Umgebung: Kopf, Achselhöhle, Bart, Schals, Mützen, Polster, Plüschtiere etc.
Läuse sind gut an den Menschen angepaßt und können sich so gut an den Haaren festhalten, daß man sie durch Kämmen nicht entfernen kann. Kopfläuse leben etwa 1 Monat; jeden Tag legt das Weibchen 10 **Eier**, die an die Haare angeklebt werden – die **NISSEN**.
Ideal für die Entwicklung der „Jungläuse" ist der Haaransatz – nicht zu kalt und nicht zu warm. Bevorzugte Lokalisationen sind **HINTER DEN OHREN** und **IM NACKEN**. Die Läuse selbst brauchen alle 2 bis 3 Stunden eine Blutmahlzeit, sonst gehen sie ein.

Die Bisse verursachen Juckreiz und Lymphknotenschwellungen.

Wie die Krätze, hat auch ein Läusebefall nichts mit Hygiene zu tun; häufiges Haarwaschen führt nur zu sauberen Läusen.

Ⓓ Na, langsam kennen wir uns mit den verschiedenen Ausschlagtypen aus – oder?

Ein **KLEINFLECKIGER AUSSCHLAG** gehört,

- wenn er nicht konfluierend ist, zu **Röteln**,
- wenn er konfluierend ist gehörte er zu **Masern**;
- beim kleinstfleckigen, rauhen Ausschlag sind wir bei **Scharlach**.

Alles klar? – Wenn nicht, heute Abend noch mal die **Frage #5** durchmachen!

Ⓔ Der **BIERBRAUNE URIN** gehört auf jeden Fall zu einer **HEPATITIS** – erkannt?
Aufgrund einer Leberentzündung kann das Organ das Urobilinogen aus dem Darm nicht mehr ausscheiden, so daß dieser Gallenfarbstoff über die Niere in den **URIN** gelangt

aber das wissen Sie ja schon aus den **AMTSARZTFRAGEN VERDAUUNG KLINIK**.

PRAXISWOCHENENDE

Teil 1
Notfallmedizin

Nicht nur, daß jetzt ein Patient zu Ihnen gekommen ist, hat er oder sie doch die Unverfrorenheit, die Augen zu verdrehen und einfach vom Stuhl zu fallen, während Sie noch mit sich ringen, ob Sie sich freuen oder fürchten sollen, daß Sie endlich Kundschaft haben. Haben Sie jetzt noch Kundschaft oder oder verstecken Sie sich am besten? *Vielleicht könnte man den Patienten ja unauffällig vor die Türe legen? Nein - zu auffällig. Der Aufzug - ja, das könnte gehen.*

Wer hier lacht, hat die Situation noch nicht erlebt, wer hier entrüstet den Kopf schüttelt, auch noch nicht.

Sie sind mutterseelenalleine in Ihrer Praxis und der Patient - oder was von ihm im Moment noch präsent ist - ist **IHRE VERANTWORTLICHKEIT!** Also Panik beiseite und erinnern an das, was Sie in Ihrer Ausbildung über Notfallmedizin gehört und vor allem **GEÜBT** haben.

Wie - das war alles? Mehr fällt Ihnen nicht ein?

Dann haben Sie sicher nicht den Kurs in unserem Ausbildungszentrum besucht. Hier hören Sie nämlich nicht nur, was es für verschiedene Notfälle gibt, sondern auch gleich, wie man sie erkennt und wie Sie damit umgehen. Und weil unser Spicker „Notfallmedizin*“ zwar eine gute Gedächtnisstütze ist, Ihnen die beste Gedächtnisstütze aber nix hilft, wenn nichts da ist, woran Sie sich erinnern können, haben wir natürlich auch gleich die praktischen Übungen dazu.

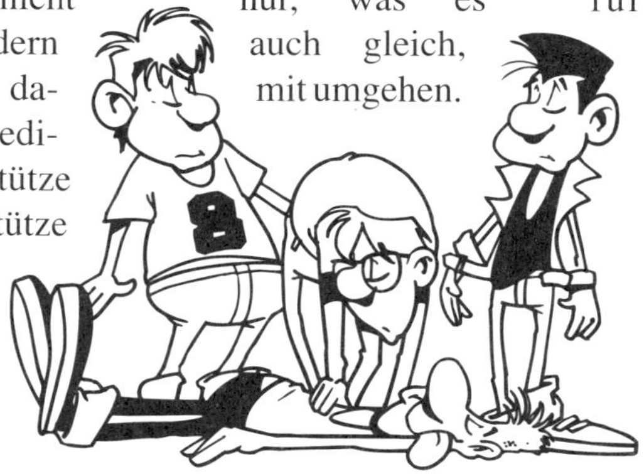

*Siehe Seite 60

29) Aussagenkombination

Welche Aussage/n zu Masern ist/sind richtig?

1. Die Ansteckungsfähigkeit beginnt mit Auftreten des Masernexanthems.
2. Die Inkubationszeit beträgt ca. 10 Tage.
3. Das Masernexanthem beginn typischerweise im Gesicht und breitet sich von dort über den Körper aus.
4. Beim Masernexanthem handelt es sich um ein kleinfleckiges, nicht konfluierendes Exanthem
5. Eine der möglichen Komplikationen bei Masern ist die Erdbeerzunge.

Ⓐ Alle Aussagen sind richtig.
Ⓑ Nur die Aussagen 1, 2, 3 und 4 sind richtig.
Ⓒ Nur die Aussagen 2 und 3 sind richtig.
Ⓓ Nur die Aussage 3 ist richtig.
Ⓔ Nur die Aussagen 1, 2 und 4 sind richtig.

Antwort:

☒ Lösung Ⓒ.

MASERN werden durch das **MASERNVIRUS** hervorgerufen; der Verlauf dieser Erkrankung ist sehr von der Immunlage des Wirts abhängig.

Die Übertragung erfolgt durch **TRÖPFCHENINFEKTION**; das Virus wird häufig über die Konjunktiven aufgenommen.

Gegen Masern gibt es eine wirksame aktive **IMPFUNG**; in manchen Fällen kann man sogar durch eine Impfung in den ersten Tagen der Inkubation die Erkrankung noch verhindern (Inkubationsimpfung).

Nach einer **INKUBATIONSZEIT** von **10 TAGEN** entwickeln sich in den ersten 4 Tagen (10. bis 14. Tag) die Vorboten, die **Prodromi**: das Fieber steigt an, die Nase läuft, die Augen brennen (Konjunktivitis), der Patient hat Durchfall und es erscheinen die berühmten **KOPLIKSCHEN FLECKEN**. Dabei handelt es sich um hellrote Pünktchen mit einem weißen Zentrum auf der Wangenschleimhaut; die weißen Zentren stellen Virusreplikationsstellen dar.

Vom 14. bis 18. Tag tritt dann das **MASERNEXANTHEM** auf.

es ist rot, leicht erhaben und **KONFLUIEREND**. Später heilt es unter Abschuppung ab.
(Das nicht konfluierende Exanthem gehört zu Röteln!!!)

Das Masernexanthem fängt an der **STIRN** an und breitet sich dann über den Hals und Rumpf auf die Extremitäten aus.
Oft kommt in diesem Stadium noch ein trockener Husten dazu.
Normalerweise ist der ganze Spuk nach einer Krankheitswoche vorbei.

KOMPLIKATIONEN treten dann auf, wenn das Immunsystem entweder überschießend reagiert oder wenn eine Immunsuppression vorliegt.
Dann kann es zu einer **PNEUMONIE** oder **ENCEPHALITIS** kommen.
Nach 5 bis 10 Jahren kann das Virus auch noch mal aufflackern: es kann sich die **SSPE**, die **s**ubakut **s**klerosierende **Pan**encephalitis entwickeln. Dieser Erkrankung stellt einen letal endenden Hirnabbau dar.

Die **ANSTECKUNGSFÄHIGKEIT** beginnt natürlich nicht erst mit dem Auftreten des Exanthems, im Gegenteil: das Exanthem ist ein Hinweis darauf, daß das Immunsystem schon auf Hochtouren arbeitet.
Allgemein gilt: fast alle Erkrankungen sind bereits in der **2. HÄLFTE DER INKUBATIONSZEIT** ansteckungsfähig.
Das macht es so schwierig, die Verbreitung einer Erkrankung zu kontrollieren und einzudämmen!

Die **ERDBEERZUNGE** gehört – Sie haben's erkannt – zu **SCHARLACH**.

Am 2. Krankheitstag ist die Zunge dick belegt, die geschwollenen Pilzpapillen der Zunge leuchten rot heraus ...

➡ die **ERDBEERZUNGE**.

Ab dem 3./4. Krankheitstag wird der Belag abgestoßen und man sieht

➡ die **HIMBEERZUNGE**.

... und bei Scharlach haben wir welchen Ausschlag – *ohne zu spicken* ....

➡ den rauhen, kleinstfleckigen dichten Ausschlag.

PRAXISWOCHENENDE

Teil 2
Injektionskurs

Die Medizin ist doch eine tolle Einrichtung, wenn man sie erst mal von Politik und niederen Beweggründen befreit. Was es da nicht alles gibt, um dem Körper auf die Sprünge zu helfen - ja, es gibt so viel, daß man sich fragt, wo die ganzen Kranken eigentlich überhaupt noch herkommen.
Nun, ein Teil geht auf das Konto Politik, die sich ja von Kandidat Nummer zwei - den niederen Beweggründen nicht frei machen kann und will, der Rest weiß einfach nicht um die Möglichkeiten.
Viele der Leckereien haben nämlich den Effekt, daß sie injiziert werden müssen und solange die Therapeuten selber eine Spritzenphobie haben oder nicht wissen, wie man richtig injiziert (der Hauptgrund für die Phobie), wird den Therapeuten - und damit den Patienten - dieses Potential verschlossen bleiben.
Wenn Sie selber schon mal eine Spritze bekommen haben von jemanden, der davor Angst hat, kennen Sie das ja bestens. Die Krankenschwester hat Angst - Sie spüren das und verkrampfen sich (*die Muskulatur*) - die Spritze kommt, Sie verkrampfen sich noch mehr - und prompt tut das weh! Schmerzen hängen eng mit Angst zusammen. Seien Sie ein besserer Therapeut, indem Sie sich in unserem Injektionskurs zeigen lassen, wie eine sachgerechte Injektion geht und ersparen Sie Ihren Patienten die Spritzenangst.
Sie können damit so viel Gutes tun.
Vielleicht schlummert in Ihnen ein großartiger Neuraltherapeut* und Sie wissen es nur nicht?

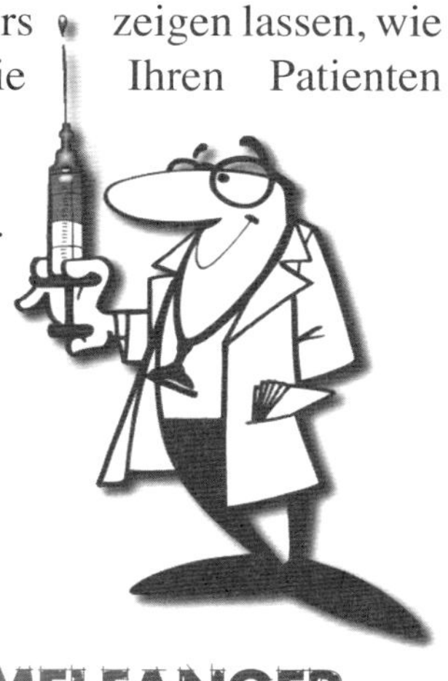

*Siehe Seite 44

30) Mehrfachauswahl

Wählen Sie 2 Antworten!

Eine Übertragung durch Tröpfcheninfektion ist typisch für...

Ⓐ Clostridium botulinum

Ⓑ Masern

Ⓒ Meningokokken

Ⓓ Pest

Ⓔ Rotaviren

Antwort:

☒ Lösung Ⓑ und Ⓒ.

*Zumindest die Erkrankungen aus dem **§ 6 IFSG** sollte man schon gut kennen; wenn man hier sicher ist kann man sich in den meisten Fällen helfen.*

Ⓐ **CLOSTRIDIUM BOTULINUM** ist für den **BOTULISMUS** verantwortlich.

Die Clostridien sind grampositive Keime, die starke **EXOTOXINE** bilden – Clostridium botulinum ist hier keine Ausnahme.

Beim Botulismus handelt es sich um eine **NAHRUNGSMITTEL-INTOXIKATION**; der Keim wächst anaerob (wie alle Clostridien) in Dosen, Pasteten, selbst eingemachten (und ungenügend erhitzten) Konserven, Pilzen etc. Das Toxin kann allerdings durch Kochen inaktiviert werden. Das Botulinustoxin wird über die Schleimhäute aufgenommen und bindet sich dann irreversibel an motorische Endplatten.

siehe AMTSARZTFRAGEN NERVENSYSTEM VORKLINIK

Die ersten Krankheitssymptome erscheinen 12 bis 72 Stunden nach der Aufnahme und sind in erster Linie **gastrointestinale Symptome**. Relativ rasch entwickeln sich dann **LÄHMUNGEN**, die vom Kopf (von den Augenmuskeln) abwärts wandern. Ein weiteres Kennzeichen ist eine schmerzhafte **MUNDTROCKENHEIT**. In schlimmen Fällen müssen die Patienten beatmet werden – ca. 3 bis 4 Wochen lang – so lange, bis die motorischen Endplatten sich wieder gebildet haben.

⇌ Ergo: der **ÜBERTRAGUNGSWEG** ist bei Botulismus ist über **NAHRUNGSMITTEL**.

Ⓑ **MASERN** verbreiten sich, wie ziemlich alle anständigen Kinderkrankheiten über
⇌ **TRÖPFCHENINFEKTION**. Das Virus kann über alle Schleimhäute aufgenommen werden.

Inkubationszeit 10 Tage,
Prodromi mit den **KOPLIKSCHEN FLECKEN** vom 10. bis 14.Tag,
das **KONFLUIERENDE EXANTHEM** vom 14. bis 18. Tag.

Ⓒ **MENINGOKOKKEN (NEISSERIA MENINGITIDIS)** verbreiten sich ebenfalls durch

⇌ **TRÖPFCHENINFEKTION** bei engerem Kontakt oder auch mal **venerisch**.

◕ Nach einer Inkubationszeit von 2 bis 4 Tagen können sich **Nasopharynx-Infektionen**, die **Meningitis** oder eine **Sepsis** (**Waterhouse-Fridrichsen-Syndrom**) entwickeln.

Ⓓ Für **YERSINIA PESTIS** brauchen wir die **RATTENFLÖHE**.

⇌ Die Rattenflöhe infizieren sich am erkrankten Nager; die Yersinien vermehren sich im Magen-Darm-Trakt des Flohs, so daß er nicht mehr richtig Blut saugen kann und extrem beißwütig wird. So kann er auch mal Menschen anfallen, obwohl er das sonst nicht tut.

Die Pest ist gekennzeichnet durch stark schmerzhafte **LYMPHKNOTENSCHWELLUNGEN**, die auch aufbrechen können – die „Pestbeulen".

Ⓔ Doch, doch, **ROTAVIREN** sind auch im IfSG aufgelistet – im § 7.

Rotavirus-Infektionen betreffen hauptsächlich **KINDER.**

⇌ Sie sind fäkal-oral übertragbar.

In Ländern der 3. Welt haben sie einen hohen Anteil an der Säuglingssterblichkeit.

◕ Nach einer Inkubationszeit von 1 bis 4 Tagen kommt es zu einer **wäßrigen Diarrhö** ohne Fieber.

☠ Die Kinder können am Wasserverlust – *für Fortgeschrittene* - am **HYPOVOLÄMISCHEN SCHOCK** sterben.

PRAXISWOCHENENDE

Teil 3
Die körperliche Untersuchung

Die Schulbank zu drücken und fleißig zu lernen ist ein Ding - einen Patienten zu untersuchen, ist ein ganz anderes. Schon die Aufforderung an den oder die Patientin/en „sich frei zu machen“ stellt die erste professionelle Qualifikations-Hürde dar. Haben Sie die berüchtigte Formel dann endlich ohne zu stottern und ohne einen Kopf, so rot wie die Luftballons der Roxy-Bar, über die Lippen gebracht und Ihr Patient steht, sitzt oder liegt vor Ihnen, dann stecken Sie schon mitten drin in der nächsten Krisen-Situation - dem „First Contact“.
Fallen Sie gleich über den Patienten mit Händen und Füßen her? So, wie Sie es hier lesen, sagt jeder nein, aber Sie würden sich wundern, wie das abläuft, wenn das keiner vorher formulieren muß!
Also - erst einmal der visuelle Eindruck. Worauf müssen Sie achten? Was sehen Sie? - *Wer mit unserem „Atlas der Reflexzonendiagnose*“ arbeitet, der sieht gleich viel mehr!*
Erst, wenn diese Blickdiagnose **gründlich** beendet ist, kommt es zum physischen Kontakt. Was hierbei alles, und in welcher Reihenfolge untersucht wird und wie Sie mit Ihrem Handwerkszeug (Stethoskop/Reflexhammer/Othoskop/Stimmgabel etc. und Ihren HÄNDEN) umgehen um zu Ihrer Diagnose zu gelangen, zeigen wir Ihnen im Teil 3 unseres Praxiswochenendes.
In unserem Untersuchungskurs profitieren Sie ganz speziell von der Praxiserfahrung von Frau Dr. Rommelfanger.

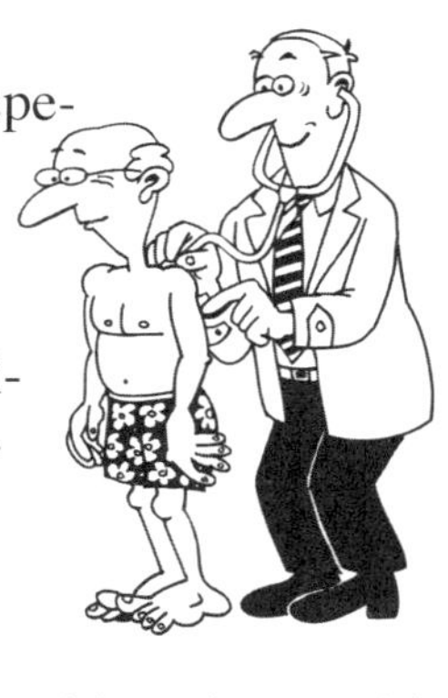

Unsere Gedächtnisstütze für Sie: unsere Reihe der Spicker zur allgemeinen und speziellen, körperlichen Untersuchung

📖 **Siehe Seite 40**

31) Mehrfachauswahl

Welche der folgenden Aussagen zur Hepatitis B treffen zu?

Wählen Sie 2 Antworten!

Ⓐ Eine durchgemachte Infektion hinterläßt eine Immunität.

Ⓑ Hepatitis B kann venerisch übertragen werden.

Ⓒ Es kommt praktisch nie zu chronischen Verläufen.

Ⓓ Ein typisches Krankheitssymptom ist schwarz verfärbter zäher Durchfall.

Ⓔ Die Hepatitis B hat eine Inkubationszeit von ca. 4 Wochen.

Antwort:

☒ Lösung Ⓐ und Ⓑ.

Eine Sechserbremse.

Fassen wir stichwortartig noch mal zusammen, was wir über die **HEPATITIS B** wissen:

Erreger: **HEPATITIS B – VIRUS**, das Virus ist sehr stabil und ziemlich resistent gegenüber Desinfektionsmaßnahmen.

Ⓑ Übertragung **PARENTERAL** (Blut und Blutprodukte) und **VENERISCH**.

Ⓔ Die Inkubationszeit beträgt etliche **MONATE** (zwischen 1 und 6 Monaten).

Ⓒ und leider entwickeln sich in 5 bis 10 % der Fälle **CHRONISCHE VERLÄUFE**. Diese chronischen Verläufe können in eine **LEBERZIRRHOSE** münden und werden mit dem **LEBER-KARZINOM** in Verbindung gebracht.

Ⓐ Eine durchgemachte Infektion hinterläßt eine lange **IMMUNITÄT**; deshalb gibt es ja die **IMPFUNG**!

Ⓓ Den schwarzen, zähen Durchfall kennen Sie als „**Teerstuhl**" und der ist ein Hinweis auf eine **Blutung** im Magen-Darm-Trakt.

siehe AMTSARZTFRAGEN VERDAUUNG KLINIK.

Mit der Hepatitis hat er nichts zu tun; hier kommt es zu dem **BIERBRAUNEN URIN MIT SCHÜTTELSCHAUM**.

32) Mehrfachauswahl

Welche der folgenden Aussagen über die Tuberkulose treffen zu?

Wählen Sie 3 Antworten!

Ⓐ Tuberkulose kann durch Tröpfcheninfektion oder über Nahrungsmittel übertragen werden.

Ⓑ Tuberkulose geht typischerweise mit Nervenschädigungen einher.

Ⓒ Die Erstinfektion kann nahezu unbemerkt verlaufen.

Ⓓ Tuberkulose betrifft fast ausschließlich die Lunge.

Ⓔ Die Behandlung der Tuberkulose ist langwierig.

Antwort:

☒ Lösung Ⓐ, Ⓒ und Ⓔ.

Die **TUBERKULOSE** ist auf dem Vormarsch - vor allem deshalb, weil viele Patienten die Behandlung abbrechen.

Ⓔ Die Behandlung der Tbc erfordert eine **DREIERKOMBINATION VON ANTIBIOTIKA**; diese müssen über einen längeren Zeitraum – Monate - genommen werden. Wenn man eine Antibiotika-Behandlung vorzeitig abbricht, erreicht man, daß nicht nur die Erkrankung noch nicht ausgeheilt ist, sondern man riskiert auch eine Resistenzentwicklung der Keime.
Aus diesem Grund ist die Tbc in den **§ 6 DES IFSG** aufgenommen worden: meldepflichtig ist die Erkrankung und der Tod einer **BEHANDLUNGSBEDÜRFTIGEN TUBERKULOSE.**

Und natürlich fällt damit die Tbc unter das **BEHANDLUNGSVERBOT** für den HP.

Der Erreger der Tuberkulose ist das

- **MYKOBAKTERIUM TUBERKULOSIS,**
- **MYKOBAKTERIUM AFRICANUM** oder
- **MYKOBAKTERIUM BOVIS**.

Mykobakterien sind **SÄUREFESTE STÄBCHEN**, d. h. sie sind mit der **ZIEHL-NEELSEN-FÄRBUNG** anzufärben.

Ⓐ Eine **ÜBERTRAGUNG** erfolgt fast immer durch **TRÖPFCHENINFEKTION** (Anhusten) – Betonung auf **fast** immer. Eine Ansteckung über **MILCH** ist ebenfalls möglich, wenn auch bei uns in Mitteleuropa **relativ** unwahrscheinlich, da die Rinderbestände in Europa als tuberkulosefrei gelten (**MYKOBAKTERIUM BOVIS** kann Rinder und Menschen befallen).

Ⓒ Nach einer **INKUBATIONSZEIT** von **1 BIS 3 MONATEN** kann es zu einer grippeähnlichen Symptomatik kommen; bei den meisten Patienten, die sich angesteckt haben, verläuft dieses Stadium jedoch **symptomlos**.

Diese Erstinfektion bildet **TUBERKULOME** (oft an der Eintrittspforte und im dazugehörigen Lymphknoten jeweils 1). Sie kann bei geschwächter Abwehr generalisieren und zur

➡ **MILIARTUBERKULOSE** führen.

Bei dieser Tuberkuloseform sind alle Organe mit kleinen Knötchen, den Tuberkulomen übersät; früher nannte man das die „Schwindsucht", da diese Erkrankung letal enden kann.

Ⓓ Die Tbc ist also durchaus keine reine Lungenerkrankung; sie ist eine **SYSTEMISCHE INFEKTION**, die alle Organe ohne Vorurteile schädigen kann. Die häufiger diagnostizierte Lungentuberkulose ist nur dadurch zu begründen, da bei uns der bevorzugte Übertragungsweg aerogen über die Bronchialschleimhaut verläuft.

Wahrscheinlicher als die generalisierte Tuberkulose ist bei uns jedoch eine **Reaktivierung** alter Tbc-Herde, die **POSTPRIMÄR-TBC**. Die Postprimär-Tbc entwickelt sich im Alter, wenn der Patient seinen Diabetes z. B. entwickelt hat, oder wenn aus anderen Gründen das Immunsystem überlastet ist. Dann kommt es zu einer Vermehrung der Mykobakterien und einer langsamen Verbreitung der Keime über den gesamten Körper.

- Häufig tritt eine **Nierentuberkulose** auf — Kennzeichen: **chronisch rezidivierende Blasenentzündung**,
- eine **Knochentuberkulose** — Kennzeichen der **Gibbus** (Spitzbuckel durch Wirbeleinbrüche)
- oder auch mal eine **BASALE MENINGITIS** mit Beteiligung von Hirnnerven.

Ⓑ Man kann aber nicht sagen, daß es für die Tuberkulose typisch ist, daß Nervenschäden auftreten. Dafür haben wir andere Erkrankungen: Lepra z. B. oder Herpes zoster.

Da vor allem bei uns, wo die Patienten doch ein halbwegs funktionierendes Immunsystem haben, relativ schwierig ist, die Diagnose zu stellen – Sie erinnern sich: Tbc gilt als das „Chamäleon unter den Infektionskrankheiten“ – kann man einen **TUBERKULINTEST** machen. Mit diesem Test bekommt man raus, ob der Körper jemals mit Tbc-Bakterien in Kontakt gekommen ist.

Durchführung: man injiziert dem Patienten intra- oder subkutan Zellwandbestandteile von Mykobakterien; im positiven Fall bilden sich in der nächsten Zeit **Granulome**. Pathophysiologisch handelt es sich bei diesem Test um eine **Allergie Typ IV**.

Gegen Tbc gibt /gab es eine **Impfung**: die BCG-Impfung. Sie wird allerdings derzeit **nicht** mehr empfohlen.

siehe auch Fragen #2 und #24!

PRAXISWOCHENENDE

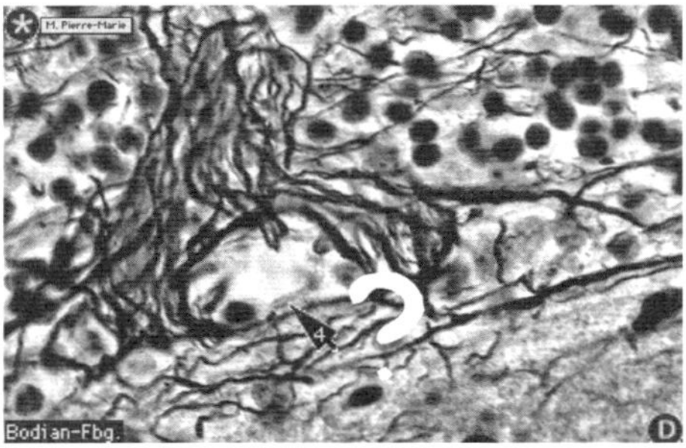

Teil 4
Histologie

Was hat die Histologie denn jetzt mit der Praxis oder mit der Prüfungsvorbereitung zu tun?
Tja, was wohl? Diese Vorlesung soll Ihr Verständnis erschließen für Zusammenhänge, die Sie bisher nur auswendig gelernt haben. Hier geht es um das geistige „Begreifen“ von Wissen, Mechanismen und Reaktionen.
Sie haben bisher schön auswendig gelernt, daß sich Zellen unter bestimmten Bedingungen so und so verhalten (und das war schon eine gute Ausbildung!). Daß sich diese Zellen unter anderen Bedingungen anders verhalten und wenn sich noch ein Faktor dazugesellt, dann kann auch etwas ganz anderes passieren.

Warum das so ist?

„Weiß ich nicht, ich muß es eben so lernen.“ Das war Ihr bisheriger Ausbildungsstand und Ihre Methode zu lernen.

Wenn Sie mich fragen, ein harter Weg, alles **SO** zu lernen.

Und genau da setzt unser Histologie-Kurs ein. Unter fachkundiger Anleitung (Frau Dr. Rommelfanger) gezeigt, erschließen sich Zweck und Funktion vieler biologischer und pathologischer Mechanismen unter dem Mikroskop fast wie von selbst. Das nötige Hintergrundwissen vorausgesetzt (*deshalb der Termin vor der Prüfung*) greift hier ein Fragment Ihres Wissens in das andere und führt zu einem Verständnis, daß es Ihnen überhaupt erst ermöglicht weiter zu denken und Schlüsse zu ziehen, die für Ihre Praxis lebenswichtig sind.

Damit auch jeder was davon hat, wird alles über unsere Projektionsanlage live übertragen.

33) Einfachauswahl

Welche Aussage ist richtig?

Typisches Symptom bei Botulismus ist

Ⓐ Trismus

Ⓑ Fieber

Ⓒ Bewußtseinstrübung und Koma

Ⓓ Mundtrockenheit

Ⓔ Hydrophobie

Antwort:

☒ Lösung Ⓓ.

*Tja, wenn man sich intensiv mit **Frage #30** beschäftigt hätte....*

BOTULISMUS ist im **§ 6 IFSG** aufgelistet und fällt also für uns damit nicht nur unter das Behandlungsverbot sondern auch unter die sehr intensiv zu lernenden Krankheiten...

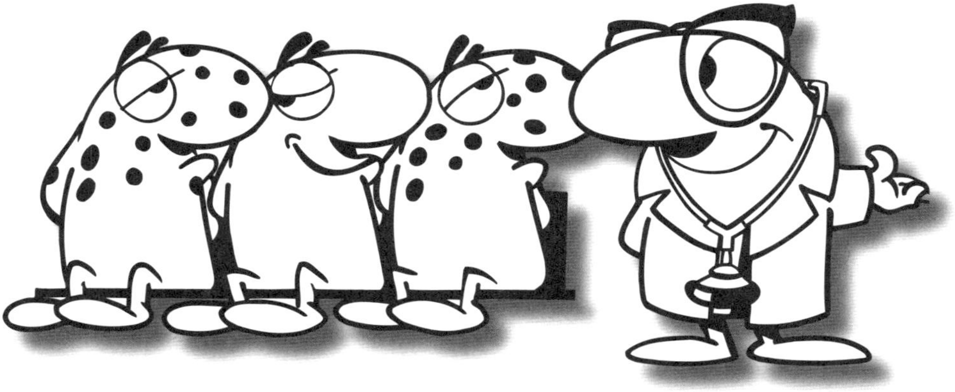

Botulismus wird durch **CLOSTRIDIUM BOTULINUM** hervorgerufen; dieser **grampositive** Keim wächst **ANAEROB** in Konserven, Wurst, Räucherwaren, Fisch, Pasteten etc. und produziert das stärkste bakterielle Toxin das es gibt.

Außer diesem **Exotoxin** produzieren die Bakterien auch noch Gase, so daß man eine Konserve, die nicht mehr in Ordnung ist daran erkennt, daß sie aufgebläht – „**BOMBIERT**" ist. Nachdem dieses Toxin so potent ist, sollte man auch das Nahrungsmittel nicht erst mal probieren, bevor man es wegwirft....

Botulismus ist also eine **INTOXIKATION**.

Ⓑ Aus diesem Grund wird auch nicht das Immunsystem an erster Stelle aktiviert – es kommt also **nicht** zu Fieber. An erster Stelle stehen **GASTROINTESTINALE SYMPTOME**, wie Durchfall, Bauchweh, Aufstoßen etc. - der Körper versucht das Toxin auf natürlichem Wege loszuwerden.

Das Toxin bindet sich irreversibel an Rezeptoren für **Acetylcholin**
wohl dem, der die **AMTSARZTFRAGEN NERVENSYSTEM VORKLINIK** schon gelernt hat
und im Prinzip muß man den Patienten irgendwie über die Zeit bringen, bis sich diese Rezeptoren und Synapsen wieder neu gebildet haben - und das dauert einige Wochen.

Acetylcholin wird verwendet in der **MOTORISCHEN ENDPLATTE**; d. h. es kommt beim Botulismus zu **schlaffen Lähmungen**. Diese Lähmungen treten als erstes in viel verwendeten und fein gesteuerten Muskeln in Erscheinung: den **AUGENMUSKELN**. Klinisch äußert sich das in **DOPPELBILDERN**. Kurze Zeit später kommen Sprech- und Schluckstörungen und Lähmungen der Extremitäten- und Zwerchfellmuskulatur hinzu.

Ⓓ Acetylcholin wird aber auch im **vegetativen Nervensystem** verwendet: die **SPEICHELSEKRETION** und **Darmtätigkeit** wird auch mittels diesem Neurotransmitter gesteuert.
Der Patient hat also relativ früh bereits einen

- **schmerzhaft trockenen Mund** und später entwickelt sich eine
- Obstipation,
- Harnretention etc.

Der Verdacht auf Botulismus wird in der Regel erhoben bei der Trias:

- Doppelbilder,
- Mundtrockenheit und
- fehlendes Fieber.

Der Patient muß bei Verdacht auf Botulismus rasch in die **KLINIK**; es kann bei einem Versagen der Atemmuskulatur eine **Beatmung** nötig werden. Der Verlauf dieser Erkrankung ist nie vorauszusehen und kann sich rasch dramatisch verschlechtern.

Ⓒ Eine Bewußtlosigkeit tritt dann auf, wenn große Teile der Hirnrinde lahmgelegt sind – beim Botulismus funktioniert die Hirnrinde völlig normal. Das bedeutet allerdings auch, daß der Patient seine eventuelle Ateminsuffizienz in voller Intensitität mitbekommt .....

Ⓐ Unter **TRISMUS** versteht man eine **VERKRAMPFUNG DER KIEFERMUSKULATUR**; der Mund kann dabei nicht ganz geöffnet werden. Wenn Sie so wollen, ist ein Trismus, das Gegenteil dessen, was beim Botulismus passiert: beim Botulismus treten schlaffe Lähmungen auf.

Der **TRISMUS** gehört zu einem anderen Clostridium: den **CLOSTRIDIUM TETANI**.
Kennzeichen für den Tetanus sind **MUSKEL-REFLEXSPASMEN**, die z. B. auch die Stimmritze betreffen können; eine wohl äußerst unangenehme Erfahrung.
Auch beim Tetanus handelt es sich um eine **INTOXIKATION**; die Bakterien selbst machen nur eine Lokalinfektion an der Eintrittspforte.
Wenigstens gibt es gegen Tetanus eine **IMPFUNG**: bei Verdacht auf Tetanus kann man dem Patienten eine **SIMULTANIMPFUNG** verabreichen:

- den Sofortschutz gegen das Toxin bildet die **passive Impfung**;
- die gleichzeitig verabreichte **aktive Impfung** wird dann für die Zukunft wirksam.

Da selbst eine durchgemachte Tetanuserkrankung keine Immunität hinterläßt, sollte man für ausreichenden Impfschutz sorgen!

Ⓔ Die **HYDROPHOBIE** gehört auch wieder zu einer anderen Erkrankung – zur **TOLLWUT**.
Tollwut – Rabies wird vom **RABIESVIRUS** verursacht.
Tollwut ist eine weltweit verbreitete **ZOONOSE**; alle Säugetiere und Fledermäuse können von Tollwut betroffen sein.

Die Infektion erfolgt durch **BISS**; das Virus sitzt im **SPEICHEL** infizierter Tiere.
Wenn bei uns Tollwutfälle auftauchen, läuft die Infektionskette meistens vom Fuchs über das eigene Haustier (Hund, Katze) und dann zum Menschen.

Das Virus hat zum Glück eine **SEHR LANGE INKUBATIONSZEIT** (2 Monate bis 5 Jahre), so daß man bei Verdacht einer Tollwutübertragung noch **IMPFEN** kann – die manifeste Erkrankung endet nämlich letal.

Kein Wunder, daß Tollwut im **§ 6** erwähnt ist und der HP nicht behandelt!

Die ausgebrochene Tollwut beim Menschen kann sich zum einen in einer sog. **FURIOSEN WUT** mit motorischer Unruhe, Muskelspasmen und Krämpfen äußern. Präfinal können kleinste Reize (Licht, Lufthauch) solche Krämpfe auslösen, u. a. auch der Versuch, zu trinken. Das hat man als **HYDROPHOBIE** bezeichnet. Zum anderen gibt es die so genannte „**STILLE WUT**", die in erster Linie durch Lähmungen gekennzeichnet ist.

Der Tod tritt nach einer knappen Woche durch Atemstillstand ein; das Bewußtsein ist die ganze Zeit erhalten.

34) Aussagenkombination

Welche der folgenden Aussagen zu Scharlach ist/sind richtig?

1. Bei Scharlach tritt ein konfluierender, leicht erhabener, mittelfleckiger Ausschlag auf.
2. Unbehandelter Scharlach kann zu Zweiterkrankungen wie akutes rheumatisches Fieber oder Glomerulonephritis führen.
3. Es treten Stippchen auf den Tonsillen auf.
4. Die Inkubationszeit beträgt ca. 3 Wochen.
5. Kennzeichen ist u. a. eine auffallende periorale Blässe.

Ⓐ Alle Aussagen sind richtig.
Ⓑ Nur die Aussagen 1, 2 und 5 sind richtig.
Ⓒ Nur die Aussagen 2 und 5 sind richtig.
Ⓓ Nur die Aussagen 2, 3 und 5 sind richtig.
Ⓔ Nur Aussagen 1 und 4 ist richtig.

Antwort:

☒ Lösung Ⓓ.

Sind Sie nun fit mit den diversen Ausschlägen?

Man unterscheidet:

- den **konfluierenden**, leicht erhabenen Ausschlag bei **Masern**,
- den hellroten, **nicht konfluierenden** Ausschlag bei **Röteln**, und
- den **KLEINSTFLECKIGEN RAUHEN** Ausschlag bei **SCHARLACH**.

Falls Sie mit den Ausschlägen immer noch auf Kriegsfuß stehen – ein Atlas der Haut- oder Infektionskrankheiten hilft bestimmt!

SCHARLACH wird hervorgerufen durch **BETA-HÄMOLYSIERENDE STREPTOKOKKEN DER GRUPPE A** (**STREPTOKOKKUS PYOGENES** – siehe § 34 IfSG) und stellt pathophysiologisch eine Überreaktion des Immunsystems auf diese Streptokokken dar.

Eine **INKUBATIONSZEIT** von 3 Wochen ist deshalb viel zu lang ...
– es reicht **1 BIS 7 TAGE** (das Immunsystem ist schnell!)

Der Patient entwickelt plötzlich hohes **Fieber**, hat **KOPF**- und **HALSSCHMERZEN** und die dazugehörige **LYMPHKNOTENSCHWELLUNG**.

Nachdem für das Ganze die Streptokokken verantwortlich sind, treten die typischen

EITERSTIPPCHEN auf den Tonsillen auf.
- Die Zunge ist er dick belegt; ab dem 2. Krankheitstag sieht man eine schöne **ERDBEERZUNGE**;
- der Belag wird dann in den folgenden 2 Tagen abgestoßen und es entsteht die **HIMBEERZUNGE**.
- Ebenfalls ab dem 2. Tag sieht man den **AUSSCHLAG**: **DICHT, RAUH, KLEINSTFLECKIG**.

Der Ausschlag ist am deutlichsten am **Unterbauch**, breitet sich von dort auf den Körper aus und erfasst auch die Achselhöhlen und die Beugeseite der Arme und Beine.

Ebenfalls typisch für Scharlach ist die **Blässe um den Mund** (**PERIORALE BLÄSSE**) im fiebergeröteten Gesicht.
Wenn keine Behandlung erfolgt, **SCHUPPT** der Ausschlag an Handtellern und Fußsohlen nach ca. 1 Woche ab.

Manchmal hat der Körper Probleme mit den Streptokokken: verzögerte und dann überschießende Reaktionen des Immunsystems können zu **Zweiterkrankungen** führen.

Eine dieser Erkrankungen ist das **AKUTE RHEUMATISCHE FIEBER**.

In diesem Fall war die Antikörperbildung im Anfang der Infektion zu langsam; später kommt es (quasi kompensatorisch) zu einer überschießenden Antikörperbildung. Diese Antikörper können sich auf körpereigene Strukturen setzten und diese für die Phagozyten des Körpers markieren:

- **Endokard** und
- **Endothelzellen** sind in erster Linie die Leidtragenden.

Klinisch äußerst sich das in

- Herzklappenfehlern,
- Chorea minor,
- Erythema anulare (Erythema maginatum) und
- Arthritiden der großen Gelenke.

siehe **AMTSARZTFRAGEN HERZ/KREISLAUF KLINIK**. und **AMTSARZTFRAGEN IMMUNOLOGIE**

Eine andere mögliche Zweiterkrankung ist die **GLOMERULONEPHRITIS**.

Bei der Glomerulonephritis entstehen **ANTIGEN-ANTIKÖRPER-KOMPLEXE**, die zunächst nur verzögert von den Makrophagen gefressen werden und im Blut in erhöhter Konzentration auftauchen. Diese Antigen-Antikörper-Komplexe lagern sich durch die Zentrifugalkraft immer dort in den Gefäßen ab, wo turbulente Strömungen herrschen – also dort, wo der Blutstrom Wirbel bildet.
Eine hervorragende Gelegenheit bieten die Glomerulumschlingen der Nieren. Pathophysiologisch handelt es sich um eine **ALLERGIE TYP III** ...
➡ die sog. **Serumkrankheit**.

Im Anfangsstadium lagern sich hier so viele Antigen-Antikörper-Komplexe ab, daß die feinen Poren der Glomeruli verstopfen ...
➡ das **akute nephritische Syndrom**.

Die klinischen Erscheinungen in diesem Stadium machen sich im wesentlichen in einer **WASSERRETENTION** bemerkbar:

- Hypertonie,
- Ödeme und
- Oligurie.

Bald darauf jedoch kommen die Makrophagen ihren Verpflichtungen nach und fressen die Immunkomplex - wie es sich gehört – auf; leider wird der Makrophage hier seinem Ruf gerecht und frißt ein bißchen vom umgebenden Gewebe auch mit - es entstehen Löcher in den Glomerulumschlingen.

Klinisch kommt jetzt eine **HÄMATURIE** noch dazu.
Diese akute Glomerulonephritis, das nephritische Syndrom kann ausheilen oder in die chronische Form, eben die **CHRONISCHEN GLOMERULONEPHRITIS** übergehen.

Leitsymptome hier sind

- die Proteinurie (Albuminurie),
- Hypoalbuminämie und
- die Hyperlipidämie (mit Erhöhung speziell der LDL).

Das Dumme bei der Sache ist, daß diese chronische Glomerulonephritis nicht schmerzhaft ist (das Nierengewebe selbst hat keine Schmerzfasern); damit ist sie die häufigste Ursache für ein Nierenversagen.

siehe AMTSARZTFRAGEN NIERE.

35) Ordnen Sie zu:

1. Schwellung der Nackenlymphknoten
2. generalisierte schmerzlose Lymphknotenschwellung
3. stark schmerzhafte Schwellung der regionale Lymphknoten z. T. mit eitrigen Perforationen
4. subfebrile Temperaturen, langsame und lang anhaltende Schwellung einer Lymphknotengruppe
5. die Erkrankung geht normalerweise ohne Lymphknotenschwellungen einher

Ⓐ Pest

Ⓑ Röteln

Ⓒ Tuberkulose

Ⓓ Tetanus

Ⓔ Lues

Antwort:

☒ Lösung

1	Ⓑ
2	Ⓔ
3	Ⓐ
4	Ⓒ
5	Ⓓ

Nicht daß Sie meinen, Sie könnten mit dem Lernen schon aufhören!

Das Problem in der Praxis (in der wirklichen, realen, echten Praxis ☺) ist ja immer, daß die Patienten selten mit allen klassischen Symptomen kommen, sondern oft nur Teilaspekte einer Erkrankung haben. Auch da sollte man sich zu helfen wissen.

1 Die Schwellung der **NACKENLYMPHKNOTEN** ist typisch für

Ⓑ **RÖTELN** – *wissen Sie noch, welches* ***Exanthem*** *man erwartet?*

Wenn nein, bei ***Frage #5*** *nachschaun*!

Bei Kindern sind die Kinderkrankheiten oft sehr schön typisch ausgeprägt (darum heißen sie ja auch so); Erwachsene haben oft nur abortive Symptome, dafür z. B. allgemeine Zeichen der Anregung des Immunsystems.

Bei der **Erwachsenenform** der Röteln kann das (kleinstfleckige, rauhe) Exanthem z. B. ganz fehlen, dafür aber schmerzhafte **ARTHRITIDEN** im Vordergrund stehen.
Oft sind hier die kleinen Fingergelenke betroffen; die Differentialdiagnose hierzu wäre natürlich die **rheumatoide Arthritis**.

☞ Mit dem kleinen Unterschied, daß Rheuma normalerweise nicht mit **GESCHWOLLENEN LYMPHKNOTEN** einhergeht.

2 Eine **SCHMERZLOSE LYMPHKNOTENSCHWELLUNG** ist immer irgendwie ein Hinweis auf einen „nicht normalen“ oder „nicht gutartigen“ Verlauf.

Eine schmerzlose Lymphknotenschwellung tritt bei **chronischen Prozessen** auf; es kann sich um Krebs handeln oder um eine Infektionskrankheit, mit der der Körper nicht fertig wird.

Ⓔ Mit kleinen, beweglichen Keimen hat der Körper so seine Probleme; und das sollte unseren Blick auf die Treponemen lenken. Der Körper kann den Lueserreger **TREPONEMA PALLIDUM** nicht ohne Hilfe eliminieren; im Stadium Lues II treten deshalb diverse Zeichen des chronischen Kampfes des Immunsystems auf; eben die

- generalisierte schmerzlose Lymphknotenschwellung,
- Hautausschläge, die kommen und gehen und – nicht zu vergessen –
- die Condylomata lata.

Im Stadium Lues II können im Prinzip alle Organe Reizsymptome aufweisen: Alopecie, Schleimhautentzündungen (auch Tonsillitis), Hepatitis, Nephritis, Periostitis etc.

☞ Eine Besonderheit bei den Hautausschlägen Lues II ist noch, daß sie allesamt **NICHT JUCKEN** und gerne auf **Handflächen** und **Fußsohlen** auftreten.

3 **Stark schmerzhafte regionale Lymphknotenschwellungen** sind jetzt wieder etwas, was man bei einer vernünftigen akuten Infektionskrankheit erwartet.

☞ Wenn man weiterhin in Betracht zieht, daß von einer eitrigen Perforation die Rede ist, muß es sich um eine heftige **bakterielle** Infektion; Viren bilden keinen Eiter, die Abwehr viraler Erkrankungen verläuft über das T-Zell-System.

📖 **siehe AMTSARZTFRAGEN IMMUNOLOGIE und MIKROBIOLOGIE.**

Ⓐ Eine heftige, akute verlaufende bakterielle Erkrankung ist die **PEST**; eine andere Möglichkeit mit perforierenden eitrigen Lymphknoten wäre das **Lymphogranuloma venerum** (aber das war hier nicht als Lösung angeboten).

4 **SUBFEBRILE TEMPERATUREN** machen sich in **Nachtschweiß** und **Schwitzen** bei geringsten körperlichen Anstrengungen bemerkbar und sind ein Hinweis auf eine unterschwellige Anregung der Immunsystems.

© Subfebrile Temperaturen und eine chronische, z. T. jahrelange Entwicklung in der Regel recht unspezifischer Syndrome ist typische für die **TUBERKULOSE** – die Tbc kann, insbesondere als Postprimär-Tbc alle Organe befallen und ist damit durch recht uncharakteristische Krankheitssymptome gekennzeichnet (das „**CHAMÄLEON DER INFEKTIONSKRANKHEITEN**“).

Tbc kann sich bemerkbar machen

- auf der Haut ➡ apfelgeleefarbene Infiltrationen,
- als Nieren-Tbc ➡ Kennzeichen „sterile“ Leukozyturie und rezidivierende Zystitiden,
- als Knochen-Tbc in der Wirbelsäule ➡ Gibbus
- oder auch mal als basale Meningitis mit Hirnnervenbeteiligungen.

Weiterhin können sich die **MYKOBAKTERIEN** selbstverständlich auch in Lymphknoten absiedeln; die Lymphknoten vergrößern sich langsam; die Schmerzhaftigkeit ist eher gering, nur das Allgemeinbefinden des Patienten ist leicht gestört.

Der Nachweis einer Lymphknoten-Tbc geschieht normalerweise über eine Lymphknotenbiopsie; erste Hinweise könnte ein positiver **TINE-TEST** geben.

5 Alle Infektionserkrankungen, die mit kleinen Primärinfektionen aber großer **EXOTOXINWIRKUNG** einhergehen, haben natürlich keine Lymphknotenschwellung.

Ⓓ **TETANUS** entwickelt sich vornehmlich bei kleinen Verletzungen (bei großen Verletzungen geht der Patient zum Arzt, wo die Wunde sachgerecht versorgt wird); diese kleinen Verletzungen heilen ab ohne daß das Immunsystem großartig aktiviert wird.
Die Toxine von **Clostridium botulinum** und **Clostridium tetani** haben eine hohe Affinität zum **Nervengewebe** und verschwinden so schnell für das Immunsystem. Deshalb hinterläßt die Erkrankung Tetanus auch **keine Immunität**.

36) **Mehrfachauswahl**

Wählen Sie 2 Antworten!

Welche der Aussagen zum Fuchsbandwurm sind richtig?

Ⓐ Häufig findet man eine Erhöhung des Eosinophilen.

Ⓑ Die Leber kann in Mitleidenschaft gezogen werden.

Ⓒ Initial kommt es zu wäßrigen Durchfällen.

Ⓓ Bei chronischer Infektion entwickelt sich typischerweise ein Eisenmangel.

Ⓔ Die Bandwurmeier sind durch Hitze (Abkochen) nicht abzutöten.

Antwort:

☒ Lösung Ⓐ und Ⓑ.

➠ Der **ECHINOKOKKUS** ist normalerweise eine Erkrankung von Katzen, **Hunden** und **FÜCHSEN** als **ENDWIRTE**;

➠ **ZWISCHENWIRTE** sind ihre Beutetiere (**Schaf, Schwein, Pferd, Rind, Mäuse**).
Im Zwischenwirt entwickeln sich **FINNEN** (Zysten mit Wurmvorstufen), die dann vom Endwirt aufgenommen werden.

Im korrekten End- und Zwischenwirt richten die Bandwürmer oder die Finnen (relativ) wenig Schaden an.

☠ Der Mensch ist ein **FEHLWIRT**; deshalb sind die Auswirkungen hier gravierender.

Übertragungszyklus:

- der Endwirt, z. B. der Fuchs scheidet die Eier mit dem **Kot** aus, wo sie u. a. auch auf **Beeren, Gemüse** etc. zu liegen kommen.
- Der Zwischenwirt frißt die Beeren samt Dreingabe;
  es entwickeln sich die **Finnen** und
- der Endwirt frißt sein Beutetier – ebenfalls einschließlich der Zugabe.
- Im Endwirt entwickelt sich dann der erwachsene Bandwurm und das Spiel beginnt von neuem.

Wenn der Mensch den Mäusen, Schafen und Rindern ihre angestammten Nahrungsmittel streitig macht, kann er ebenfalls Eier aufnehmen.

Ⓔ Das funktioniert aber nur, wenn die Beeren **roh** und **ungewaschen** gegessen werden; die Eier lassen sich abwaschen und sind **NICHT HITZEBESTÄNDIG**.

☞ Deshalb empfiehlt man allgemein, im Wald keine Beeren frisch vom Strauch zu essen, die tiefer als 1 Meter zu finden sind – Beeren, die über 1 Meter hoch hängen, sind höchstwahrscheinlich „fuchssicher“.

Nach einer Aufnahme von Fuchsbandwurmeiern kann sich nach einer **LANGEN INKUBATIONSZEIT** von Monaten bis Jahren beim Menschen eine **Finne** entwickeln;

Ⓑ bevorzugte Organe sind die **LEBER** und die **LUNGE**.

Die Finnen enthalten in ihrem Inneren tausende von **LARVEN**.

Da die sich entwickelnden Finnen-Zysten (Hydatiden) z. T. sehr groß werden können, ergeben sich im Fall einer Leberbeteiligung

- Oberbauchschmerzen,
- Müdigkeit,
- Ikterus,
- Gallenkoliken,
- Magenausgangsstenosen und
- meistens eine eingeschränkte Zwerchfellbeweglichkeit.

- Lungenherde machen weniger Symptome; sie werden meist rasch abgekapselt und sind Zufallsbefunde.

Diese Hydatiden können bei guter Abwehr im Laufe von Monaten oder Jahren abgekapselt werden.

Es kann aber auch zu tödlichen **KOMPLIKATIONEN** kommen: wenn eine Hydatide so groß wird, daß sie platzt, kann es entweder zu einem allergischen Schock kommen oder es kommt zu einer Aussaat der Larven z. B. im Peritonealraum, die ihrerseits jeweils wieder eine Hydatide bilden können, so daß der Patient an Kachexie stirbt.

Ⓐ Es gibt also keine typischen anamnestischen Befunde bei einer Infektion mit Echinokokkus ...

allerdings kann man, bei Verdacht auf Wurmbefall, ein Differentialblutbild anfertigen lassen: eine Wurminfektion geht im einer **ERHÖHUNG DER EOSINOPHILEN** einher.

Ⓒ Zu **Durchfällen** kommt es bei einer Echinokokkus-Infektion an sich gar nicht (weder beim Fuchs, der Maus noch beim Menschen). Durchfälle sind Reizsymptomatiken, die man eher bei viralen oder bakteriellen Infektionen findet.

Ⓓ Da **keine Blutungen** auftreten, entwickelt sich auch **kein Eisenmangel**.
Zum Thema Eisenmangel fallen mir nur die **Hakenwürmer** ein; sie leben zu Hunderten im Duodenum und ernähren sich von Blut. Bei einem schweren Befall kann es zu Eisen- und/oder Albuminmangel kommen.

§§ Übrigens: eine Echinokokkus-Infektion ist nichtnamentlich meldepflichtig nach § 7 IfSG.

TOOLCHEST

Es kann nur einen geben!

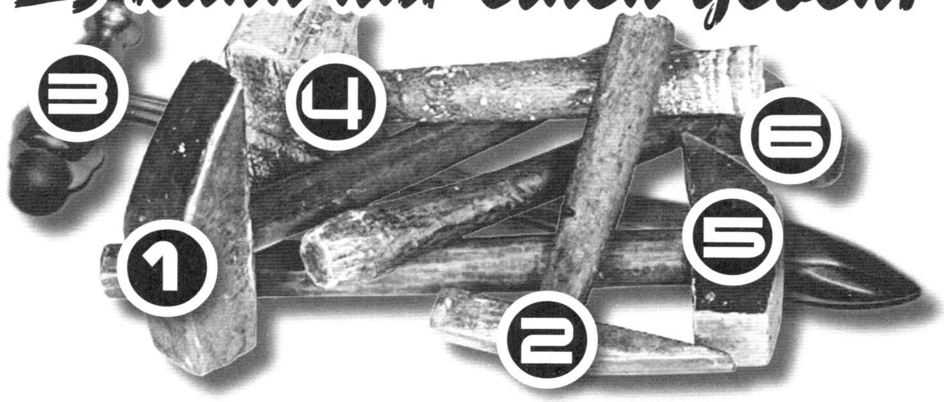

Na, wie sieht‘s aus, mit unserem heiteren Beruferaten?
Welcher Hammer gehört zur Untersuchung der körperlichen Reflexe in jede naturheilkundliche Praxis?

Kandidat Nummer 1?
Kandidat Nummer 2?
Kandidat Nummer 3?

Ganz klar - es ist der Hammer, den Sie bei uns im ARDEA-Shop bekommen können! Sie möchten doch solche Situationen vermeiden

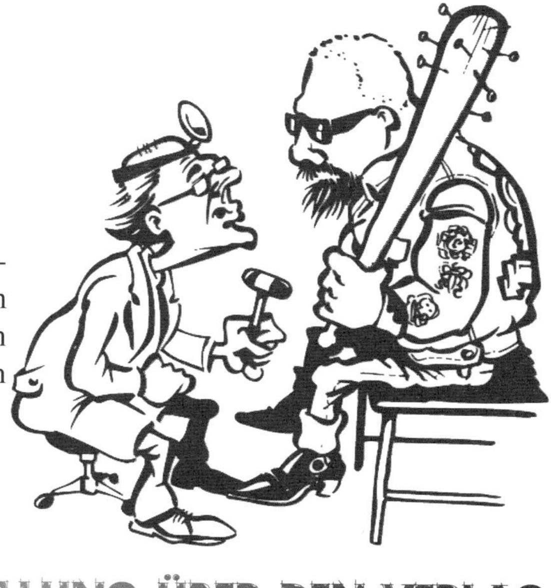

37) Mehrfachauswahl

Wählen sie 3 Antworten!

Welche der folgenden Aussagen zur Mumps treffen zu?

Ⓐ Mumps geht typischerweise mit einem kleinfleckigen Hautausschlag einher.

Ⓑ Als Komplikation kann eine Hodenentzündung auftreten.

Ⓒ Es kann zu einer Meningitis und zu einer Encephalitis kommen.

Ⓓ Die Inkubationszeit beträgt ca. 2 Wochen.

Ⓔ Bei Krankheitsbeginn ist das Mittel der Wahl eine Simultanimpfung.

Antwort:

☒ Lösung Ⓑ, Ⓒ, Ⓓ

Falls jemand die Lösung A angekreuzt hatte – ab ins Bett und morgen ab Frage 5 noch mal von vorne!

Ⓐ Mumps geht natürlich **NICHT** mit einem Ausschlag einher!

MUMPS wird hervorgerufen vom **MUMPSVIRUS**.

⇄ Das Virus wird in der Regel über die Mundschleimhaut aufgenommen (Muttermilch ist möglich, aber selten) und sehr gerne über **SPIELZEUG** übertragen.

Ⓓ Die **INKUBATIONSZEIT** beträgt **14 BIS 18 TAGE**.

Es handelt sich um eine **GENERALISIERTE ERKRANKUNG**.

Pathophysiologisch ist das Virus in der Lage, Zellen aus **Gangepithelien** herauszulösen. Diese Zellen werden dann nach vorne Richtung Drüsenausführungsgang geschwemmt und können den **Ausführungsgang verstopfen**. Deshalb kommt es zu der typischen Speicheldrüsenschwellung – es handelt sich einfach um eine Abflußstörung.

Die Erkrankung beginnt meistens einseitig mit einer schmerzhaften **SCHWELLUNG DER PAROTIS,** nach einigen Tagen folgt dann jedoch die zweite Seite.
Hinzu kommt eine **MUNDTROCKENHEIT**, die 4 Tage andauert.

Ⓒ Wie bei den meisten viralen Erkrankungen kann auch bei der Mumps eine **ENCEPHALITIS** und eine **MENINGITIS** auftreten; beides ist oft eher durch körpereigene immunologische Reaktionen bedingt als durch das Virus selbst.

Ⓑ Dummerweise kann das Virus bei Jungs/Männern (nach der Pubertät) eine **ORCHITIS**, eine Hodenentzündung verursachen. Der Hoden besteht eigentlich nur aus einer Anzahl geknäuelter Kanälchen, die die Spermien produzieren. Wenn das Mumpsvirus hier nun seinem üblichen Geschäft nachgeht, und Gangepithelzellen herauslöst, können die Samenkanälchen irreversibel verstopfen und es resultiert eine **STERILITÄT**.

♂ Aus diesem Grund ist es dringend nötig, Jungs vor der Pubertät zu **IMPFEN**! (Vor der Pubertät sind die Hodenkanälchen noch nicht hohl und können noch keine Spermien produzieren).

Die übliche Impfung ist eine **Kombinationsimpfung MASERN-MUMPS –RÖTELN**.
Geimpfte Kinder können eine abgeschwächte Variante von Mumps bekommen, die aber dann ohne Komplikationen verläuft.

Ⓔ Unter einer **SIMULTANIMPFUNG** versteht man die gleichzeitige Gabe

- von Antikörpern (passive Impfung) und
- Antigenen (aktive Impfung).

Nachdem die Erkrankung aber normalerweise keinen schweren Verlauf hat und 40 % der Erkrankungen sowieso inapparent verlaufen, ist die Gabe von Antikörpern sicher übertrieben.
Simultanimpfungen sind z. B. bei **TETANUS** üblich.

WEISST DU, WO DIE KEIME WOHNEN?

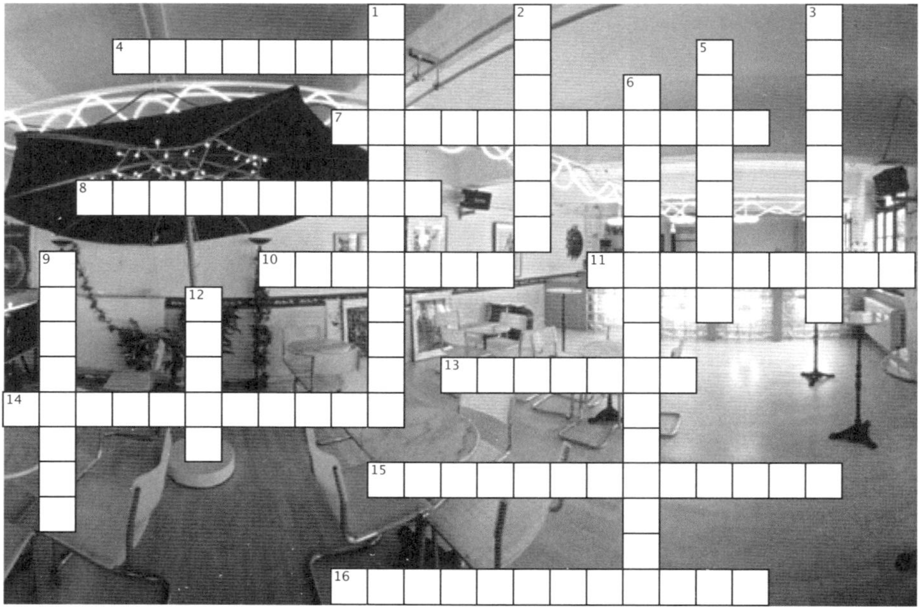

Waagerecht

4. Wo kommt Sauerstoff ins Blut?
7. Ihr Lieblingsautor
8. Es nervt Sie
10. Eine "erdige" Erkrankung, die Sie sich immer wieder holen können
11. Ein treuer Begleiter für den HP
13. Kleinste physiologische Einheit der Niere
14. Wer frißt sich bei Ihnen zu Ihren Gunsten durch?
15. Wie heißt eine mechanische Kinderkrankheit?
16. Worauf sollten SIe - außer auf guten Geschmack - noch achten beim Körperschmuck?

Senkrecht

1. Cholera ist eine ...
2. Die Hydrophobie gehört zur ... Na?
3. Die Rübe ist rot, der Mund ist blaß, Sie haben ...
5. Der Held der Feuerzangenbowle stand Pate beim Drüsenfieber
6. Zeit der Infektion bis zu ersten Symptomen
9. Sie setzen ihm vor der Prüfung gerne Hörner auf und geben ihm einen Dreizack
12. Macht dicke Backen

Lösungen auf Seite 207

38) Aussagenkombination

Welche der folgenden Erreger können durch rohes Fleisch übertragen werden:

ⓐ EHEC

ⓑ Rinderbandwurm

ⓒ Fuchsbandwurm

ⓓ Toxoplasmose

ⓔ Ornithose

Ⓐ Alle Aussagen sind richtig.
Ⓑ Nur Aussagen a, b, c und d sind richtig.
Ⓒ Nur Aussagen b, c und e sind richtig.
Ⓓ Nur Aussagen a und b sind richtig.
Ⓔ Nur Aussagen a, b und d sind richtig.

Antwort:

☒ Lösung Ⓔ.

Rohes Fleisch ist immer ein Problem – ähnlich wie Blut ist Fleisch ein hervorragendes Nährmedium für viele Keime.

ⓐ Die **enterohämorhagischen E. coli** (**EHEC**) können durch fast alles übertragen werden: Trink- und Badewasser, Apfelsaft, Gemüse, Kartoffeln etc. Da man davon ausgeht, daß fast 50 % der **Rinder** infiziert sind, ist rohe Milch und rohes oder halbgares **RINDFLEISCH** ein gutes Medium. EHEC verursacht nach eine Inkubationszeit von wenigen Tagen wäßrige Durchfälle, die später blutig werden. In 10 % der Fälle kann sich ein **HUS**, das hämolytisch urämische Syndrom entwickeln. Besonders **KINDER** haben eine hohe Letalität.

§§ Das HUS ist meldepflichtig bei VET nach § 6 IfSG!

ⓑ Der **Rinderbandwurm TAENIA SAGINATA** ist sowohl dem Menschen als Endwirt als auch dem Rind als Zwischenwirt gut angepaßt. Im Rind entwickeln sich die Finnen, die vom Endwirt Mensch aufgenommen werden müssen. Wie alle komplexen Lebewesen (Mehrzeller) sind jedoch die Larven (Finnen) alle **HITZEEMPFINDLICH**.

ⓓ Die **TOXOPLASMOSE** hat an sich was mit Katzen und Schweinen oder Schafen zu tun: der Einzeller Toxoplasma gondii kann durch **ROHES SCHAFS- ODER SCHWEINEFLEISCH** oder durch **KATZENKOT** übertragen werden. Beim „Normalsterblichen" ist die Infektion an sich kein großes Problem; Ärger gibt's nur, wenn eine Frau in der **SCHWANGERSCHAFT** eine Erstinfektion mit Toxoplasma bekommt. Deshalb sollen schwangere Frauen kein rohes Fleisch essen und sie haben Reinigungsverbot für die Katzenschüssel.

ⓒ Was, den **FUCHSBANDWURM** haben Sie schon wieder vergessen??
Der Fuchsbandwurm überträgt seine Eier (durch den Fuchs) auf **ROHE BEEREN** und andere Wald- und Bodenfrüchte, wo sie vom Zwischenwirt oder fälschlicherweise vom Menschen aufgenommen werden. Aus den Eiern können sich besonders in der **LEBER** und in der **Lunge HYDATIDEN**, das sind Zysten mit vielen Wurmvorstufen, entwickeln.
Um einen Fuchsbandwurm zu bekommen, müssen Sie keinen rohen Fuchs essen!

ⓔ Die **ORNITHOSE** ist eine systemische Chlamydieninfektion (**CHLAMYDIA PSITTACI**). Der Übertragungsweg ist über **VOGELKOT**. Nach einer Inkubationszeit von 1 bis 2 Wochen entwickelt sich hohes Fieber und eine schwere **PNEUMONIE**.
Chlamydia psittaci kann von importierten Vögel (Papageien-Krankheit) oder auch von Tauben übertragen werden.

§§ Die Erkrankung ist meldepflichtig nach § 7 IfSG.

39) Aussagenkombination

Welche Aussage/n ist/sind richtig?

Zu den Symptomen der angeborenen Lues gehören:

1. Extremitätenmißbildungen
2. angeborener Katarakt
3. offener Ductus arteriosus Botalli (Herzfehler)
4. harter Schanker im Genitalbereich
5. chronisches Fieber

Ⓐ Alle Aussagen sind richtig.
Ⓑ Nur die Aussagen 1 und 3 sind richtig.
Ⓒ Nur die Aussagen 2 und 3 sind richtig.
Ⓓ Nur die Aussagen 2, 4 und 5 sind richtig.
Ⓔ Keine Aussage ist richtig.

Antwort:

☒ Lösung Ⓔ

LUES wird durch **TREPONEMA PALLIDUM** hervorgerufen, einem sehr beweglichen gramnegativen Stäbchen. Damit ist es kein Wunder, daß es von der Mutter auf das Kind übertragen werden kann.

Bei der angeborenen Syphilis gibt es 2 Verlaufarten:

- die Lues congenita und die
- Lues connata tarda.

Die frühe **LUES CONGENITA** macht sich entweder sofort oder bis spätestens 10 Wochen nach der Geburt bemerkbar: im Prinzip handelt es sich um Zeichen der **LUES II.**

Die Kinder haben einem bläschenartigen **AUSSCHLAG** auf Händen, Füßen, Gesicht, der sich auch auf den ganzen Körper ausbreiten kann sowie **CONDYLOMATA LATA**.

⇌ Der Ausschlag und die Condylomata sind **HOCH ANSTECKEND**! Aufgrund von Sekundärinfektionen bilden sich Narben; die Sekundärinfektionen können auch letal enden.

Bei der **LUES CONNATA TARDA**, der Spätform, entwickeln sich die Symptome 2 bis 30 Jahre nach der Geburt und entsprechen eher dem Stadium **LUES IV**.

Die Kinder bekommen eine **PROGRESSIVE PARALYSE** mit

- Hirnnervenschäden,
- Taubheit und
- Lähmungen.

Es kann auch eine

- Blindheit und eine
- Demenz resultieren.

Ein paar Kennzeichen einer angeborenen Luesinfektion sieht man jedoch schon am Knochenbau:

- die Kinder haben häufig eine **SATTELNASE** (verkümmertes Wachstum des Os nasale) und
- gebogene, tonnenförmige Zähne (**HUTCHINSON-ZÄHNE**).
- Außerdem bleiben die Kinder im Wachstum häufig zurück.

❶ **EXTREMITÄTENMISSBILDUNGEN** können immer auftreten, wenn irgendeine Schädigung/ Intoxikation im ersten Drittel der Schwangerschaft vorhanden ist. Das berüchtigtste Beispiel ist Contergan.

❷ Der angeborene **KATARAKT** gehört ebenso wie der

❸ offene **DUCTUS ARTERIOSUS BOTALLI** zu der

➡ Rötelnembryopathie (**Katarakt, Innenohrschwerhörigkeit, Herzfehler**).

❹ Den **HARTEN SCHANKER** bekommt man nur, wenn man einen schlechtem Umgang gepflegt hat – der harte Schanker gehört zu **LUES I** und ist ein **SCHMERZLOSES ULCUS**, das sich in der Eintrittspforte der Treponemen bildet.
Der harte Schanker heilt spontan innerhalb von wenigen Wochen ab – die Treponemen sind aber immer noch da und können weiterverbreitet werden!
Nach ca. 6 Wochen können sich Erscheinungen von Lues II zeigen.

❺ **Chronisches Fieber** gibt's nicht.

Fieber ist im Rahmen der Infektionskrankheiten definiert als eine Temperaturerhöhung über 39°C - und das hält der beste Kreislauf auf die Dauer nicht aus. Es gibt ein

- undulierendes Fieber bei den Brucellosen oder
- 2 Fieberschübe ein einigen Viruserkrankungen (FSME z.B.)

das war's aber auch schon.

TOOLCHEST

Der Stimmgabelversuch nach Rydel Seiffer. Eine leicht zu demonstrierende Untersuchung für die mündliche Überprüfung.
Wie - Sie haben geglaubt, die Prüfung sei nur schriftlich und mündlich? Was glauben Sie, wie Sie den Amtsarzt überzeugen, daß Sie in der Lage sind, einen Patienten fachkundig zu untersuchen?
Falls also bei Ihrem Ausbildungsplan Lücken sind, schleunigst die nächste Möglichkeit buchen, um Ihr Defizit auszugleichen (*z. B. mit dem Praxiswochenende* beim ARDEA®-Ausbildungszentrum - immer passend zu den Prüfungsterminen im Frühjahr und Herbst abgestimmt*).

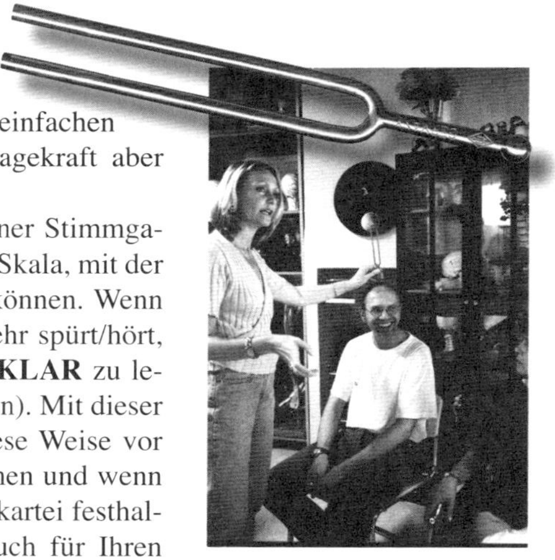

Zur Untersuchung stehen Ihnen zwei Varianten der Stimmgabeln zur Verfügung. Die banale Lösung besteht aus einer einfachen Stimmgabel, die günstig ist, deren Aussagekraft aber auch entsprechend grob ist.
Die professionelle Variante besteht aus einer Stimmgabel mit verstellbaren Gewichten und einer Skala, mit der Sie den Grad der Störung leicht ablesen können. Wenn der Patient sagt, daß er **JETZT** nichts mehr spürt/hört, lesen Sie den Wert auf der Skala ab, der **KLAR** zu lesen ist (die übrigen Werte zittern/schwingen). Mit dieser genialen Konstruktion können Sie auf diese Weise vor allem **Seitendifferenzen** objektiv bestimmen und wenn Sie die Werte auch noch in Ihrer Patientenkartei festhalten, haben Sie den Behandlungserfolg auch für Ihren Patienten parat.

In unserem ARDEA®-Shop erhalten Sie natürlich beide Varianten in bester Qualität und zu einem guten Preis.

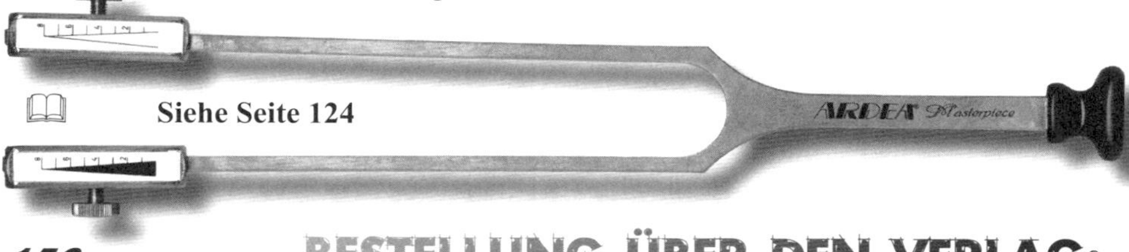

Siehe Seite 124

BESTELLUNG ÜBER DEN VERLAG:

40) Mehrfachauswahl

Wählen Sie 2 Antworten!

Bei welcher der Erkrankungen steht typischerweise subjektiv schweres Halsweh (Angina) im Vordergrund?

Ⓐ Scharlach

Ⓑ Diphtherie

Ⓒ Masern

Ⓓ Pfeiffersches Drüsenfieber

Ⓔ Windpocken

Antwort:

☒ Lösung Ⓐ, Ⓓ.

Wenn man so richtig fit in den Infektionskrankheiten ist, dann fällt einem die Differentialdiagnose auch nicht schwer...

Schauen wir mal die angebotenen Krankheiten durch:

Ⓐ **SCHARLACH** wird verursacht von beta-hämolysierende **STREPTOKOKKEN** (Streptokokkus pyogenes) - und bei den Streptokokken haben wir die typische **TONSILLITIS** mit den **EITERSTIPPCHEN** gelernt

Zu Scharlach gehört also eine Angina; der Unterschied zur „normalen" eitrigen Tonsillitis ist das

- Fieber, das
- Enanthem (Erdbeer- und Himbeerzunge), die
- periorale Blässe und der
- Ausschlag.

Apropos: wie war das mit dem ***AUSSCHLAG*** *bei Scharlach?*
Genau: rauh und kleinstfleckig. *Na bitte, langsam wird's doch.*

Ⓑ **DIPHTHERIE** ist an sich eher eine **INTOXIKATION**; der Erreger, das **CORYNEBAKTERIUM DIPHTHERIAE** verursacht nur eine Lokalinfektion.
Auch bei der Tonsillendiphtherie steht daher die Toxinwirkung im Vordergrund: die Kinder werden müde, schläfrig und blaß. Am ersten Krankheitstag beginnen sich die Pseudomembranen zu bilden und der süßliche Mundgeruch entwickelt sich. In den nächsten Tagen bildet sich die ca. 1mm dicke Pseudomembran mit dem hyperämischen Randsaum, die dann im Laufe von weiteren 2 Tagen grau wird und abgestoßen wird.

➡ Im Vordergrund steht also subjektiv nicht die Angina, sondern die **MÜDIGKEIT**.

Ⓒ **MASERN** sind gekennzeichnet durch Fieber, Nasenlaufen, Konjunktivitis, Diarrhoe und Kopliksche Flecken als Prodromi am 10. bis 14.Tag; und am 14. bis 18. entwickelt sich – *Sie haben sich's schon gedacht* - unser **EXANTHEM**.
... Ihr Einsatz bitte...
Richtig: rot, leicht erhaben und konfluierend.
Bei Masern tritt **keine Angina** auf.

Ⓓ Das **PFEIFFERSCHE DRÜSENFIEBER** hat das **EPSTEIN-BARR-VIRUS** auf dem Gewissen.

⇄ Die Erkrankung betrifft im typischen Fall Jugendliche – „kissing disease"; sie wird durch **TRÖPFCHENINFEKTION** übertragen.

Die klinischen Kennzeichen sind **HALSSCHMERZEN** mit ausgedehntem Gaumenödem mit petechialen Blutungen, Lymphknotenschwellungen, Fieber, Milz- und **LEBERSCHWELLUNG**. Im Blut findet man viel monozytenähnlicher Zellen; deshalb heißt die Erkrankung auch infektiöse Mononukleose.
Hier werden wir also auch wieder fündig.

Pathophysiologisch hat das Virus die Eigenschaft, alle Zellen zur Aktivität anzuregen; eine Infektion mit dem Epstein-Barr-Virus kann sich auch in einem Naso-Pharynx-Karzinom (**BURKITT-LYMPHOM**) bemerkbar machen.

Ⓔ **WINDPOCKEN** werden vom **VARIZELLA-ZOSTER-VIRUS** hervorgerufen.

⇄ Die Viren werden die **TRÖPFCHENINFEKTION** oder bei Schmierinfektion durch den **BLÄSCHENINHALT** (von Windpocken- oder von Zoster-Bläschen) verbreitet.

Nach einer **INKUBATIONSZEIT** von **2 BIS 3 WOCHEN** tritt Fieber, Kopfweh und allgemeines Krankheitsgefühl auf.
Dann kommt der **AUSSCHLAG**, der in mehreren Schüben verläuft, so daß typisch für Windpocken immer **unterschiedliche Reifungsstadien** der Bläschen nebeneinander sichtbar sind (**HEUBNERSCHE STERNENKARTE**).

☠ Das Virus kann im Rückenmark persistieren und als **ZOSTER** reaktiviert werden.
Tja – leider auch keine Angina.

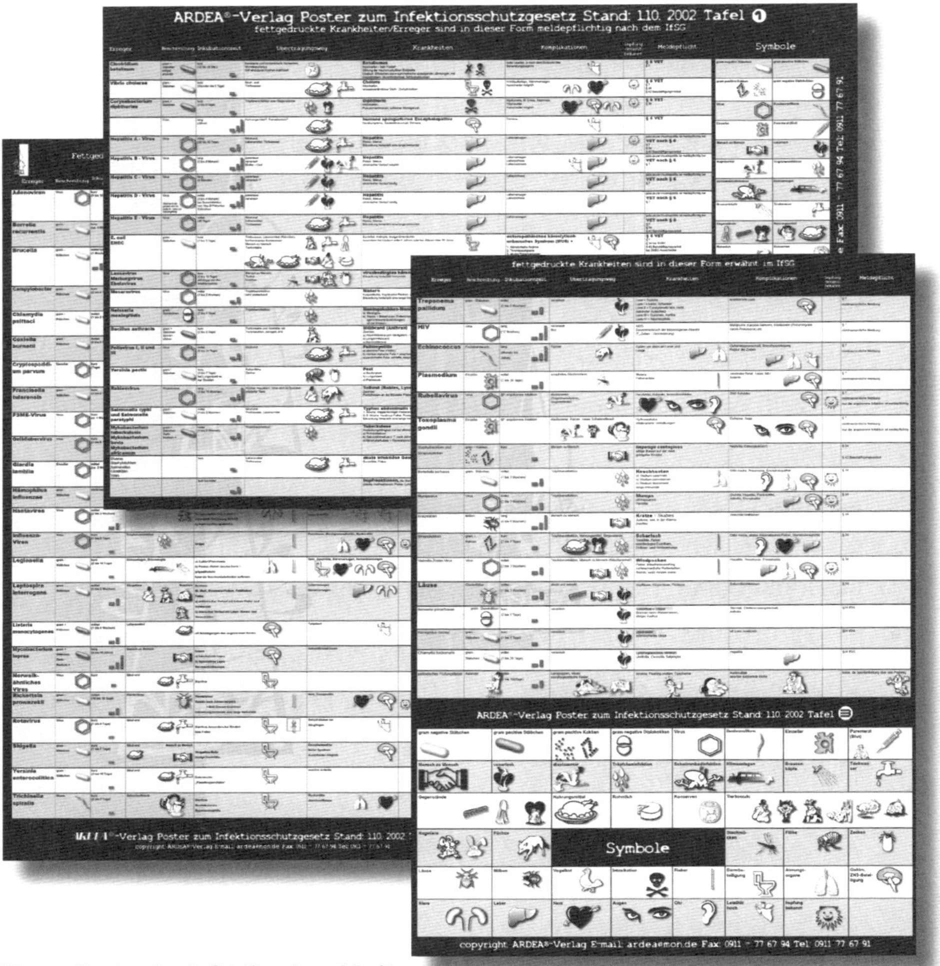

Unsere **Poster der Infektionskrankheiten**

Auf drei Poster verteilt im passenden zum-auf-die-Tür-kleben-Format (ca 50x70) nach der besten und einzigen Systematik strukturiert, die sich für das Infektionsschutzgesetz überhaupt noch finden läßt. Alle drei Poster (Schwarz/weiß) zusammen sind ein Satz. Ein Satz kostet (noch) 19,80 Euro zuzüglich **einmal** Porto. Wenn Sie sich zusammentun und mehrere Sätze bestellen, sparen Sie sich das Porto.

Zu bestellen direkt beim Verlag:

Tel: 0911-77 67 91 Fax: 0911-77 67 94 oder per mail ardea@mon.de

41) Einfachauswahl

Welche Aussage trifft zur Borreliose zu?

Ⓐ Borreliosen sind Zoonosen.

Ⓑ Einige Stunden nach dem Biß tritt ein flüchtiges kreisrundes Erythem auf.

Ⓒ Es können Arthritiden auftreten.

Ⓓ Nach einer kurzen Inkubationszeit entwickelt sich hohes Fieber.

Ⓔ Der Erreger ist ein Virus.

Antwort:

☒ Lösung Ⓒ.

Ⓔ Der Erreger der **BORRELIOSE (M. LYME)** ist ein bewegliches gramnegatives Stäbchen, eine Spirochäte.

⇌ Die Übertragung erfolgt über den Biß einer infizierten **ZECKE**.

Ⓐ Man spricht in diesem Fall von einer Übertragung durch **VEKTOREN**; unter einer **Zoonose** versteht man die Übertragung durch infizierte (Nutz-) Tiere.

Im ersten Infektionsstadium entwickelt sich nach 3 Tagen bis 3 Wochen um die Bißstelle ein kreisförmiges Erythem, das sich innerhalb der nächsten Wochen noch etwas vergrößert ...

➡ das **ERYTHEMA MIGRANS**.

Ⓑ Das Erythem ist also keineswegs flüchtig, sondern recht konstant.

● Die meisten Patienten klagen im **ERSTEN STADIUM** über **GRIPPALE BESCHWERDEN.**

Ⓓ Es können erhöhte Temperaturen auftreten; man wird aber nicht von einem hohem Fieber (40° z. B.) sprechen.

In manchen Fällen verläuft das erste Stadium auch inapparent; wenn sich das Erythema migrans innerhalb der Kopfbehaarung oder an einer schlecht zugänglichen Stelle am Rücken befindet, kann man es auch mal übersehen.

Dieses erste Stadium kann ausheilen oder in das **ZWEITE STADIUM** übergehen.

● ● Im 2. Stadium kommen **MENINGITISCHE SYMPTOME** und/oder Symptome (Lähmungen) seitens der **HIRNNERVEN** dazu. Das 2. Stadium kann Monate dauern.

● ● ● Aller guten Dinge sind 3: das **DRITTE STADIUM** beginnt nach Wochen bis Jahren nach der Erstinfektion und der Patient leidet jetzt unter

Ⓒ

- Arthritiden,
- Weichteilrheuma und ähnlichen Schmerzen des Bewegungsapparats. Charakteristischerweise treten diese Schmerzen attackenweise auf.

42) Aussagenkombination

Welche Aussage/n zur Influenza trifft/treffen zu?

ⓐ Die Influenza kann tödlich verlaufen.

ⓑ Es können Pandemien auftreten.

ⓒ Gegen Influenza existiert eine Impfung.

ⓓ Influenza geht mit Fieber einher.

ⓔ Es kann eine Influenza-Pneumonie auftreten.

Ⓐ Alle Aussagen sind richtig.
Ⓑ Nur Aussagen c und d sind richtig.
Ⓒ Nur Aussagen a, b und d sind richtig.
Ⓓ Nur Aussagen b, c und e ist richtig.
Ⓔ Nur Aussagen a, c und d sind richtig.

Antwort:

☒ Lösung Ⓐ.

Influenza wird verursacht von Influenza-Viren; die Viren verbreiten sich durch Tröpfcheninfektion.

ⓓ Nach einer **Inkubationszeit** von **wenigen Tagen** kommt es akut zu

- **HOHEM FIEBER** (ev. auch mit Schüttelfrost),
- Halsweh,
- Heiserkeit und
- Husten.

Die normale Grippe dauert im Durchschnitt 4 Tage; während dieser Zeit ist der Patient schwer krank.

ⓔ **KOMPLIKATIONEN**, die auftreten können, sind

- **Fieberdelir**,
- **Bronchitis** und eine
- **PNEUMONIE**.

ⓐ Die Influenza kann durchaus **LETAL** verlaufen; im Winter 2004 gab es 20.000 Grippetote. Am gefährdetsten sind Kinder und Ältere, Die Haupttodesursache ist die **PNEUMONIE**, die oft noch bakteriell superinfiziert wird.

ⓑ Influenza kann durchaus in **PANDEMIEN** verlaufen: die letzten 3 Pandemien waren 1918, 1957 und 1968. Man befürchtet, daß mit der Vogelgrippe wieder eine neue Pandemie entstehen könnte. (Reservoir für die Influenzaviren sind Wasservögel; die Viren mutieren in unregelmäßigen Abständen so, daß sie auch Menschen befallen können.)

ⓒ Gegen die Influenza existiert eine **IMPFUNG**. Leider hält die Impfung immer nur 1 Jahr, da das Virus schnell mutieren kann.

43) Mehrfachauswahl

Wählen Sie 2 Antworten!

Welche Aussagen treffen für die unkomplizierte Salmonellenenteritis zu?

Ⓐ Die unkomplizierte Salmonellenenteritis wird durch Salmonella typhi verursacht.

Ⓑ Kennzeichen sich Roseolen auf der Haut.

Ⓒ Die Erkrankung tritt ohne Fieber auf.

Ⓓ Es handelt sich um eine fäkal-orale Infektion.

Ⓔ Die Erkrankung kann durch rohes Fleisch übertragen werden.

Antwort:

☒ Lösung Ⓒ und Ⓔ.

Die Salmonellenenteritis stellt eine lokale Infektion des Dünndarms dar – *man sollte halt aufpassen, was man ißt!*

Ⓒ Bei lokalen Infektionen tritt **kein Fieber** auf.

Ⓐ Der Erreger ist **Salmonella enteritidis** oder **SALMONELLA TYPHIMURIUM**;

Salmonella typhi ist natürlich für Typhus verantwortlich.

Ⓔ Viele Schlachttiere, auch Geflügel beherbergen Salmonellen ohne selbst wirklich deutlich krank zu sein. Deshalb ist **rohes, unbehandeltes Fleisch** (auch nicht vollständig durchgegarte Speisen) oder **rohe Eier** (vor allem für Ferntouristen) immer was für Abenteuerlustige....
Man kann das Ganze noch toppen, indem man zubereitete Speisen bei Zimmertemperatur über einige Stunden aufbewahrt und **warmhält** (Kantinen!); die Salmonellen vermehren sich prima unter diesen Bedingungen.
Unter normalen Umständen macht die Magensäure des Menschen den Salmonellen (enteritidis und typhimurium) den Garaus; Salmonellen mögen lieber ein leicht alkalisches Milieu. Wenn der Patient allerdings Antacida/Magensäureblocker einnimmt können die Salmonellen durchaus überleben.
Die normale Enteritis dauert maximal **3 Tage**; es ist aber möglich, daß der Patient monatelang die Keime noch **AUSSCHEIDET**.

Ⓓ Da man bei der unkomplizierten Salmonellenenteritis eine relativ **hohe Infektionsdosis** benötigt, ist eine fäkal-orale Übertragung (Schmierinfektion) eher unwahrscheinlich. Die Keime müssen sich hierbei noch im Überträgermedium vermehren können.

Ⓑ Die **ROSEOLEN** gehören zu **TYPHUS** und **PARATYPHUS**.

Wenn auch die Keime (Salmonellen) zu der gleichen Art gehören, lassen sie die Erkrankungen Typhus (Paratyphus) und Enteritis nicht vergleichen. Die Enteritis ist mehr ein erhobener Zeigefinger, daß man in Zukunft mehr auf das, was man ißt, achten sollte; Typhus und Paratyphus sind schwere Krankheiten, die Patienten sehr mitnehmen.

§§ Nicht umsonst sind alle Salmonellen im § 7, Typhus und Paratyphus zusätzlich im § 6 IfSG erwähnt.

44) **Mehrfachauswahl**

Wählen Sie 3 Antworten!

Welche der Aussagen treffen für die Hepatitis C zu?

Ⓐ Die Hepatitis C kann parenteral übertragen werden.

Ⓑ Die Hepatitis C verläuft sehr häufig chronisch.

Ⓒ Hauptkennzeichen ist die schmerzhaft geschwollene Leber.

Ⓓ Die Leberwerte sind initial stark erhöht.

Ⓔ Das Risiko, an Leberkrebs zu erkranken, ist erhöht.

Antwort:

☒ Lösung Ⓐ, Ⓑ und Ⓔ.

Die **HEPATITIS C** (Erreger: das Hepatitis C – Virus) ist eine weltweit auftretende Krankheit.
Ca. 1 % der Bevölkerung ist chronisch infiziert.

Ⓐ Das Virus kann

- **PARENTERAL** (Spritzen, Tätowiernadeln, Drogenbesteck),
- **DIAPLAZENTAR** oder
- **INDIREKT** über Gegenstände (Naßrasierer, Nagelscheren, Zahnbürsten) übertragen werden.

Die Hepatitis C hat eine **Inkubationszeit** von **2 Wochen bis 6 Monaten**.

Die erste, grippeähnliche Phase verläuft bei vielen Patienten unbemerkt und auch ein deutlicher Ikterus ist eher selten.

Ⓓ Die **LABORWERTE** sind initial nie drastisch erhöht, wie z. B. bei einer Hepatitis A.
Das Virus selbst kann in der Inkubationszeit und in der Akutphase überhaupt nicht serologisch nachweisbar; die Serokonversion erfolgt erst nach ca. 9 Monaten.

Ⓑ In bis zu 80 % der Fälle verläuft die Erkrankung schleichend, **CHRONISCH**:

- Müdigkeit und
- Leistungsabfall sind die Hauptsymptome.

Ⓒ **Oberbauchbeschwerden** sind, wenn sie auftreten eher uncharakteristisch.
Ca. 20 % der Hepatitis –C – Patienten entwickeln nach 20 Jahren eine **LEBERZIRRHOSE**;

Ⓔ damit ist das Risiko, ein **LEBERKARZINOM** zu entwickeln tatsächlich erhöht.

45) Mehrfachauswahl

Wählen Sie 5 Antworten!

Welche der folgenden Keime werden üblicherweise fäkal-oral übertragen?

Ⓐ Polio-Viren

Ⓑ Masern

Ⓒ Hepatitis E - Viren

Ⓓ Hepatitis B -Viren

Ⓔ Salmonella typhi

Ⓕ EHEC

Ⓖ Diphtherie

Ⓗ Windpocken

ⓘ Cholera

Antwort:

☒ Lösung Ⓐ, Ⓒ, Ⓔ, Ⓕ, ⓘ.

⇄ Eine **FÄKAL-ORALE** Übertragung bezeichnet man auch **SCHMIERINFEKTION**. Dieser Übertragungsweg funktioniert bei Keimen, die eine geringe Infektionsdosis benötigen.

Ⓐ Die **POLIO-VIREN** gehören zu den **Enteroviren**. Sie sind die Klassiker für eine virale fäkal-orale Übertragung.
Von diesen Polioviren gibt es 3 Subtypen; zu einer manifesten Erkrankung sind alle 3 Viren notwendig. Bei uns in Deutschland gab's 92 den letzten importieren Polio-Fall; in den Ländern der 3. Welt sind diese Viren aber weit verbreitet, so daß Polioviren manchmal als „Reisemitbringsel" fungieren können. Deshalb vor Auslandsreisen impfen lassen!

Ⓑ **MASERN** werden durch **TRÖPFCHENINFEKTION** übertragen.
⇄ Das Virus kann über die Konjunktiven und über die Atemwegsschleimhäute aufgenommen werden.
Noch mal kurz die Hauptkennzeichen:
◕ Inkubationszeit 10 Tage, 10. bis 14. Tag Prodromi mit Fieber, Konjunktivitis, Diarrhoe, **KOPLIKSCHE FLECKEN**; vom 14. bis 18- Tag das typische **MASERNEXANTHEM** – na ....?.... genau: **rot, leicht erhaben und konfluierend**. Das Exanthem entwickelt sich von der Stirn abwärts auf Rumpf und Extremitäten. Später schuppt das Exanthem ab.

Ⓒ Die **HEPATITIS E – VIREN** sind, ebenso wie die **Hepatitis A – Viren**
⇄ **FÄKAL-ORAL** übertragbar. Das Hepatitis E – Virus tritt an sich bei uns in Mitteleuropa nicht auf; es ist in Südostasien, Indien, Mittelamerika oder Afrika beheimatet. Fälle, die bei uns bekannt werden, sind typische **Reisekrankheiten**.
Die Inkubationszeit beträgt 2 bis 9 Wochen; die Erkrankung verläuft meist gutartig; es gibt keine chronischen Verläufe.

☞ Einziges Problem: bei **Schwangeren** kann es doch mal zu protrahierten Verläufen kommen. Schwangere sollten keine Fernreisen unternehmen. Eine Impfung gegen die Hepatitis E gibt es (noch?) nicht.

Ⓓ Die **HEPATITIS B** wird
⇌ **PARENTERAL** und/oder **VENERISCH** übertragen.
Die Inkubationszeit beträgt 1 bis 6 Monate; die meisten Infektionen heilen vollständig aus und führen dann zu einer lebenslangen Immunität.

In 10 % der Fälle kann sich eine chronische Hepatitis entwickeln; jetzt sieht die Sache nicht mehr so gut aus.

☠ Innerhalb von 5 Jahren gibt's bei diesen Patienten mit 50 %iger Wahrscheinlichkeit eine Leberzirrhose, das Risiko für ein Leberkarzinom ist auf das 100fache erhöht. Gegen die Hepatitis B existieren eine aktive und eine passive **IMPFUNG**.

Ⓔ **SALMONELLA TYPHI** ist ein gramnegatives Stäbchen,
⇌ das über Wasser und Lebensmittel von Mensch zu Mensch übertragen wird; auch fäkal-oral.
Das Bakterium kommt endemisch vor in Afrika, Südamerika und Südostasien; bei uns ist die Erkrankung durch die strikte Überwachung des Trinkwassers und die Überwachung von Dauerausscheidern extrem selten.
Kurzer Steckbrief von **TYPHUS**:
Die Inkubationszeit beträgt im Durchschnitt 2 Wochen; in der ersten Woche haben wir den **TREPPENFÖRMIGEN FIEBERANSTIEG** mit relativer **BRADYKARDIE** und grippeähnlichen Symptomen, sowie Obstipation.
In der 2. und 3. Woche hat der Patient das **KONTINUA-FIEBER**, es treten **ROSEOLEN** am Stamm auf, der **ERBSBREIFÖRMIGE STUHL** erscheint und im Blut sieht man eine **LEUKOPENIE**.
☠ Die hauptsächlichen Komplikationen sind Darmblutungen und Darmperforationen.
Nach 21 Tagen kommt die Rekonvaleszenzphase.
Die Typhuserreger können sich im Körper absiedeln und als **Spätkomplikationen** diverse **ABSZESSE** in Muskeln, Gelenken und an der Knochenhaut verursachen. Rückfälle und Mehrfachrezidive sind möglich.

Ⓕ **EHEC**, die **enterohämorraghischen E. coli** können ebenfalls, wie alle anderen E. coli auch,
⇌ **FÄKAL-ORAL** übertragen werden. Die Übertragungswege gehen von fäkal verunreinigtem Wasser, über Apfelsaft, Kartoffeln, Fisch, Gemüse, rohes oder halbgares Rindfleisch bis hin zu unbehandelter Milch.
Die Inkubationszeit beträgt wenige Tage; die meisten Infektionen verlaufen klinisch inapparent. Bei Kindern und Abwehrgeschwächten kann es jedoch zu dramatischen Syndromen kommen.
☠ Die Erkrankung beginnt mit wäßrigen Durchfällen, die dann blutig werden. In 10 % der Fälle entwickelt sich das lebensbedrohliche **HUS** (hämolytisch-urämisches Syndrom).

Ⓖ Die **DIPHTHERIE**

⇄ wird durch **TRÖPFCHENINFEKTION** von Mensch zu Mensch übertragen.

Die grampositiven Corynebakterien machen nach einer kurzen Inkubationszeit von wenigen Tagen eine Lokalinfektion – erkennbar an den **PSEUDOMEMBRANEN**; die eigentlichen Krankheitserscheinungen (Müdigkeit) und die Komplikationen (Myokarditis und Neuritis) verdanken wir dem **DIPHTHERIETOXIN**.

☠ Eine schlimme Diphtherieform ist die **Kehlkopfdiphtherie**, der **M. CROUP**. Hier entwickelt sich ein ausgeprägtes Ödem im Bereich der Glottis, so daß es zu Erstickungsanfällen kommt.

Ⓗ **WINDPOCKEN**: das **VARIZELLA-ZOSTER-VIRUS** wird über

⇄ **TRÖPFCHENINFEKTION** oder **Kontakt mit dem Bläscheninhalt** verbreitet.

Die Inkubationszeit beträgt 2 bis 3 Wochen und es entwickeln sich juckende gekammerte Bläschen. Diese Bläschen sind in unterschiedlichen Reifestadien sichtbar, da die Bläschenentwickung in mehreren Schüben verläuft.

➧ Das Stichwort hierzu war die **HEUBNERSCHE STERNENKARTE**.

Das Virus kann in den Vorder- oder Hinterhörner des Rückenmarks oder des Hirnstamms persistieren und reaktiviert werden.

☠ Die Reaktivierung heißt **HERPES ZOSTER**. An den Zosterbläschen kann man sich anstecken (wenn man nicht schon immun ist) und man bekommt Windpocken.

ⓘ **CHOLERA** ist nun wieder mal eine

⇄ **FÄKAL-ORAL** übertragbare Erkrankung.

Der Erreger ist **VIBRIO CHOLERAE**, ein bewegliches gramnegatives Stäbchen.

Er vermehrt sich im Darmlumen und wird mit dem Stuhl ausgeschieden.

Die Krankheitserscheinungen bei Cholera werden durch das **CHOLERATOXIN**, ein **ENTEROTOXIN** hervorgerufen.

Pathophysiologisch ist die Erkrankung also keine Infektion, sondern eine **INTOXIKATION**. Die Wirkung des Choleratoxins besteht darin, den Flüssigkeitstransport im Darm **umzukehren**: anstatt vom Lumen in den Körper zu resorbieren, wird aus dem Körper Flüssigkeit in das Darmlumen gepumpt. Die Patienten leiden also unter einer **EXSICCOSE** die bis zum **HYPOVOLÄMISCHEN SCHOCK** gehen kann. Das Leitsymptom bei Cholera ist der

- schmerzlose wäßrige Stuhl (reiswasserähnlich) und das
- schmerzlose Erbrechen.

46) Einfachauswahl

Welche Aussage trifft zu?

Bei der Gartenarbeit hat sich ein Patient eine Bagatellverletzung zugezogen, die er mit einem Pflasterverband behandelt hat. Nach 36 Stunden treten starke Schmerzen auf; der Patient bekommt Fieber. Um die Wunde hat sich ein ausgeprägtes Ödem entwickelt, auf Druck entleert sich eine bräunliche Flüssigkeit. Das Ödem um die Wunde knistert bei Druck.

Es handelt sich am ehesten um die folgende Erkrankung:

Ⓐ Tetanus

Ⓑ Gasbrand

Ⓒ eine beginnende Sepsis

Ⓓ Abszess

Ⓔ Erysipel

Ⓕ Die Erkrankung hätte durch eine Impfung verhindert werden können.

Antwort:

☒ Lösung Ⓑ.

Sammeln wir mal so objektiv wie möglich die Fakten:

❶ unser Patient hat sich eine **BAGATELLVERLETZUNG** zugezogen, die er offensichtlich zugeklebt hat, d. h. ev. hat er ein **ANEROBES MILIEU** geschaffen.

❷ Nach einer **KURZEN INKUBATIONSZEIT** bekommt der Patient Fieber, d. h. es entwickelt sich eine **SYSTEMISCHE REAKTION**.

❸ Um die Wunde treten ausgeprägte **LOKALERSCHEINUNGEN** auf.

Ⓐ **TETANUS** klingt als Begründung für die obige Situation schon ganz gut.
Der Erreger, **Clostridium tetani** ist ein **obligat anaerober** Keim.

➡ Das, was gegen Tetanus spricht, ist die kurze Inkubationszeit: wir haben gelernt, bei Tetanus ist die **Inkubationszeit** im Mittel **2 Wochen**. Außerdem macht sich Tetanus in der Hauptsache durch Muskel"verspannungen" (**Trismus, Risus sardonicus, Opisthotonus**) bemerkbar und durch später **Reflexspasmen**. Tetanus kann durch eine Impfung verhindert werden.

Ⓒ Eine **SEPSIS** entsteht dann, wenn sich Erreger einer Lokalinfektion systemisch ausbreiten; Kennzeichen ist hier das **stark schwankende Fieber**.

💡 Diese Körpertemperaturschwankungen entstehen dadurch, daß immer wieder Wellen von Keimen ins Blut eingeschwemmt werden und der Körper darauf logischerweise mit **Fieber** reagiert. Die Tagestemperaturschwankungen bei einer Sepsis können bis zu 4°C betragen – und davon war in der Frage nicht die Rede.
Außerdem ist es bei einer Sepsis relativ häufig, daß sich in der Peripherie (Zehen, Finger) kleine **Thrombembolien mit Nekrosen** bilden. Bei einer Sepsis ist ebenfalls davon auszugehen, daß am Ort der Erstinfektion, also am Streuherd, heftige lokale Reaktionen auftreten.

➡ Allerdings haben wir hier auch wieder ein Gegenargument: eine Sepsis entwickelt sich normalerweise nicht innerhalb von Stunden; wir müssen dem Erreger hier schon mehr Zeit geben – immerhin muß er sich erst genügend vermehren, um schubweise ins Blut übertreten zu können.

➡ Außerdem müssen wird das Knistern noch unterbringen...

Ⓓ Der **STREPTOKOKKUS PYOGENES** verursacht **Eiter** und ggf. eine **Phlegmonenbildung**. Unter einer Phlegmone versteht man die Ausbreitung von Streptokokken (und dem entsprechenden Eiter) diffus im Gewebe. Das Gewebe schmerzt, ist **hochrot**,

➡ enthält aber keine bräunliche Flüssigkeit und knistert auch nicht.

Ⓔ Ein **ERYSIPEL** stellt eine Ausbreitung von Streptokokken innerhalb der **oberen Hautschichten** dar. Die Haut wird hochrot, schmerzt, bildet **Blasen** und schuppt schließlich ab.

➡ Von Blasen war in der Frage auch nicht die Rede.

➡ Ein Erysipel knistert auch nicht.

(Der Rest könnte schon zutreffen: Fieber, rascher Beginn nach einer Bagatellverletzung; besonders Bein und Gesicht sind beim Erysipel betroffen).

Ⓑ Damit sollten wir den **GASBRAND** in die engere Wahl nehmen: der Erreger ist **CLOSTRIDIUM PERFRINGENS** oder Clostridium septicum/novyi. Er ist **OBLIGAT ANAEROB** und bildet, wie alle Clostridien ein starkes **EXOTOXIN**.

Da Bagatellwunden sich schnell verschließen, hätten wir da schon mal eine gute Voraussetzung. Das Gasbrandtoxin weist eine rasche, irreversible Bindung an Gewebestrukturen auf und ist pathophysiologisch in der Lage, **LÖCHER** in Zellmembran zu machen.

Die **INKUBATIONSZEIT** beträgt im typischen Fall **EINIGE STUNDEN**; sicherlich aber weniger als 4 Tage.

- Es kommt zu einem plötzlichen **SCHMERZ** am Verletzungsort, der schnell die ganze Extremität erfaßt.
- Es bildet sich - unter weiterer Schmerzzunahme - ein **ÖDEM** um die Wunde,
- die Haut wird straff,
- verfärbt sich bräunlich und
- weist einen süßlichen Geruch auf.

Die **BRÄUNLICH-BLÄULICHE VERFÄRBUNG** wird durch den Zerfall von Erythrozyten verursacht.

Erst relativ spät in der „Krankheitskarriere" kommt das typische **KNISTERN** beim Druck auf das ödematöse Gewebe: das Knistern kommt von Gasen aus dem Zellstoffwechsel; die Körperzellen sind zwar aufgrund der Toxinwirkung lysiert; die intrazellulären Amtungsenzyme funktionieren aber noch eine Zeitlang und produzieren CO_2.

Parallel zu den lokalen Symptomen bekommt der Patient Fieber, schwitzt und wird zunehmend unruhig. Der Tod kann innerhalb von 2 Tagen eintreten; die Letalität ist zwischen 11 und 31 %. Es ist dringend eine Op erforderlich, die die Wunde aufschneidet, das zerstörte Gewebe entfernt und Luft an die Verletzungsstelle heranläßt.

Ⓕ Da es gegen **Gasbrand KEINE IMPFUNG** gibt, ist die Vorsorge die beste Behandlung:

KEIN PRIMÄRER WUNDVERSCHLUSS BEI POTENTIELL KONTAMINIERTEN WUNDEN!

Da die Clostridien überall vorkommen (damit also alle Wunden potentiell kontaminiert sind) werfen Sie am besten schleunigsten den Sprüh-Pflaster-Verband aus Ihrer Hausapotheke fort!

47) Mehrfachauswahl

Wählen Sie 3 Antworten!

Welche Aussagen zur Mumps treffen zu?

Ⓐ Mumps tritt gerne einseitig auf; bevorzugt ist die linke Seite.

Ⓑ Mumps fällt unter das Behandlungsverbot für den Heilpraktiker.

Ⓒ Die Übertragung erfolgt über Tröpfcheninfektion.

Ⓓ Zu Beginn der Erkrankung besteht hohes Fieber.

Ⓔ Der Erreger ist hoch kontagiös.

Antwort:

☒ Lösung Ⓑ, Ⓒ und Ⓔ .

Langsam kennen wir uns mit den Kinderkrankheiten aus – oder?

Der Erreger von **MUMPS** ist das **MUMPSVIRUS**

Ⓔ ein **HOCH ANSTECKENDES VIRUS**,

Ⓒ das sich über **TRÖPFCHENINFEKTION** und **SPIELZEUG** - seltener über Muttermilch und Urin ausbreitet.

Ⓓ Allerdings ist die Erkrankung Mumps zumindest für Kinder nicht so schlimm; 40 % der Erkrankung verlaufen sowieso **INAPPARENT**.

Die **INKUBATIONSZEIT** beträgt **14 BIS 18 TAGE**, dann bekommt der Patient Fieber um ca. 38°C.

Im Vordergrund steht die Klage über **Schmerzen am Kieferwinkel**; 2 Tage später ist das Gesicht verzerrt von der Schwellung der Parotis. Die Ohrspeicheldrüse selbst ist heiß.

Ⓐ **MUMPS** ist eine **systemische Infektion**; in der Regel sind **BEIDE SEITEN** betroffen. Es kann höchstens sein, daß die 2. Seite um 2 Tage hinterherhinkt.
Bei einer sehr starken Parotisbeteiligung können die Patienten den Mund schmerzbedingt nur sehr schwer öffnen; außerdem liegt für 4 Tage eine recht unangenehme **MUNDTROCKENHEIT** vor.

Sie erinnern sich – das Virus löst Gangepithelien heraus, so daß die Ausführungsgänge der Speicheldrüsen blockiert werden.
Spätestens nach 1 Woche sind die Symptome jedoch verschwunden.

KOMPLIKATIONEN, die auftreten können, sind (wie bei vielen Viruserkrankungen) eine **MENINGITIS** und **ENCEPHALITIS**. Hinzu kommt eine **Pankreatitis**, die ev. in einem **Diabetes Typ I** münden kann.

♂ Bei Männern (d. h. nach der Pubertät) kann das Mumpsvirus durch Zerstörung der Samenkanälchen des Hodens eine **STERILITÄT** auslösen (**Orchitis**). Deshalb sollten Jungs vor der Pubertät unbedingt einen ausreichenden Impfschutz besitzen.
Die Mumpsimpfung wird normalerweise in der Kombinationsimpfung Masern-Mumps-Röteln verabreicht.

Ⓑ Da das Mumpsvirus so kontagiös ist, fällt die Erkrankung unter den **§ 34 IfSG** ...
und damit unter das Behandlungsverbot für den HP.

48) Einfachauswahl

Welche Aussage zur infektiösen Gastroenteritis trifft zu?

Ⓐ Sie ist eine bakterielle Erkrankung.

Ⓑ Sie fällt unter das Behandlungsverbot für den Heilpraktiker.

Ⓒ Sei hinterläßt eine lebenslange Immunität.

Ⓓ Die Inkubationszeit beträgt in der Regel eine Woche.

Ⓔ Typische klinische Erscheinungen sind hohes Fieber und Durchfall.

Antwort:

☒ Lösung Ⓑ.

Na, wird's langsam?
Unter einer **INFEKTIÖSEN GASTROENTERITIS** versteht der Volksmund eine „**Lebensmittelvergiftung**".

Ⓐ Sie ist keineswegs nur eine **bakterielle** Erkrankung; wir hatten auch schon genug **Viren** kennengelernt, die in diesem Spiel mitmischen können: z. B. alle Enteroviren

- Polioviren,
- Coxsackie,
- ECHO-Viren,
- Rotaviren,
- Norwalk-Virus (Norovirus),
- norwalkähnliches Virus etc.

Bakterien gehören natürlich auch dazu:

- Salmonellen (Salmonella enteritidis),
- Shigellen,
- Choleravibrionen,
- Staphyllokokken,
- alle E. coli-Arten, aber auch unser
- Clostridium perfringens kann Fleisch und Geflügel verderben

Ⓓ Da es sich um in fast allen Fällen zunächst um eine **lokale Darminfektion** handelt, ist die **INKUBATIONSZEIT** relativ **KURZ**: einige Stunden.

Normalerweise wissen Sie spätestens am Abend, daß Sie am Mittag an dieser Würstchenbude nichts hätten essen sollen....

In den meisten Fällen kann sich der Darm ganz gut selbst von diesen unbekömmlichen Produkten reinigen - der Patient hat **DURCHFALL**. In selteneren Fällen kommt **Erbrechen** mit dazu.

Ⓔ **Fieber** ist sicher **KEINE** typische Erscheinung.

Bei unkomplizierten Gastroenteritiden ist die Sache ausgestanden, wenn der Darm das, was er nicht gebrauchen kann, nach draußen befördert hat; ist der Patient in der Regel spätestens am übernächsten Tag wieder fit. Wenn der „Reinigungsvorgang" des Darms etwas nachdrücklicher verläuft, können **Krämpfe** auftreten.

☠ Bei Kleinkindern oder Älteren kann es zusätzlich durch den **WASSERVERLUST** zu Problemen kommen: der Patient kann einen **hypovolämischen Schock** entwickeln.

Ⓒ Das es extrem viele Erreger für eine Gastroenteritis gibt, sind Sie, wenn Sie einmal einen etwas „abgehangenen" Fisch oder ein überreifes Stück Fleisch zu sich genommen haben, natürlich nicht gegen weitere Ernährungsfehler ihrerseits gefeit – eine infektiöse Gastroenteritis hinterläßt **keine Immunität**.

Ⓑ Die infektiöse Gastroenteritis ist im **§ 6 IfSG** erwähnt: namentlich meldepflichtig ist der Verdacht und die Erkrankung an einer mikrobiell bedingten Lebensmittelvergiftung oder an einer akuten infektiösen Gastroenteritis, wenn

- eine Person betroffen ist, die im Bereich Lebensmittel tätig ist,
- zwei oder mehrere gleichartige Erkrankungen auftreten, bei denen ein epidemischer Zusammenhang wahrscheinlich ist oder vermutet wird.

Damit sind wir wieder bei unsrem Behandlungsverbot für den HP.

Und da wir schon dabei sind:

TOOLCHEST

Das Wartenberg-Rädchen sieht ein wenig aus, wie das Abzeichen der Inquisition und wer weiß, was die Piercing-Szene damit alles zustande bringt. **SIE** sollten damit jedenfalls dem Menschen Gutes tun, indem Sie seine Beschwerden diagnostizieren.

Einerseits wird das Rädchen in der klassischen Medizin zur Nervenuntersuchung eingesetzt, andererseits erlebt dies Rädchen in der Reflexzonendiagnose eine Renaissance.

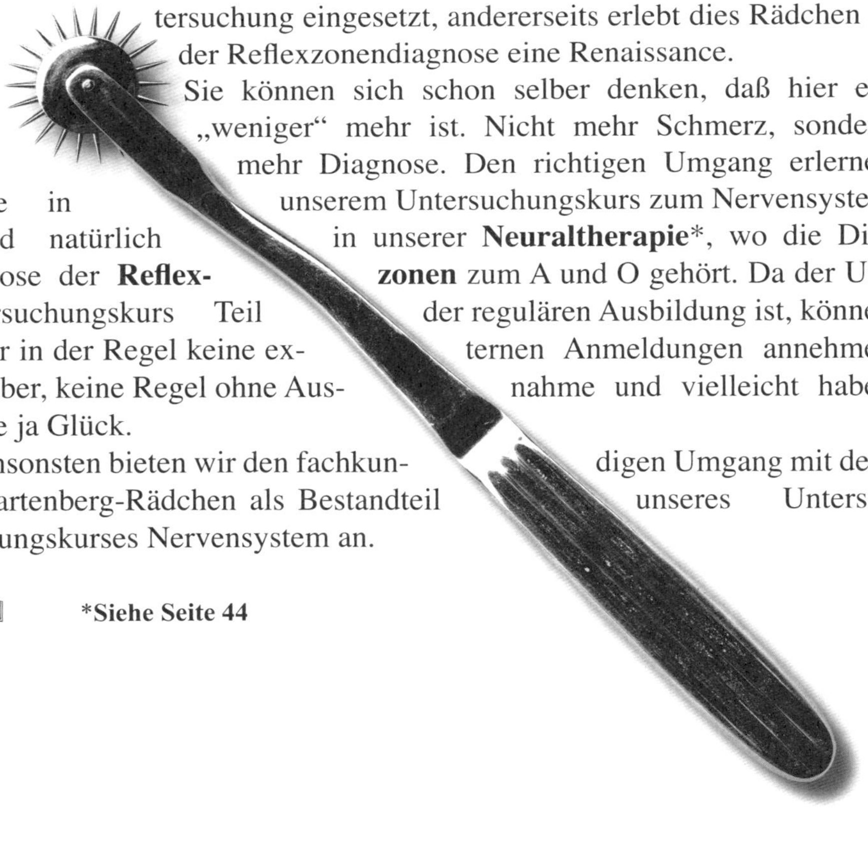

Sie können sich schon selber denken, daß hier ein „weniger“ mehr ist. Nicht mehr Schmerz, sondern mehr Diagnose. Den richtigen Umgang erlernen Sie in unserem Untersuchungskurs zum Nervensystem und natürlich in unserer **Neuraltherapie***, wo die Diagnose der **Reflexzonen** zum A und O gehört. Da der Untersuchungskurs Teil der regulären Ausbildung ist, können wir in der Regel keine externen Anmeldungen annehmen - aber, keine Regel ohne Ausnahme und vielleicht haben Sie ja Glück.

Ansonsten bieten wir den fachkundigen Umgang mit dem Wartenberg-Rädchen als Bestandteil unseres Untersuchungskurses Nervensystem an.

***Siehe Seite 44**

49) Mehrfachauswahl

Wählen Sie 2 Antworten!

Welche Aussagen zum Typhus abdominalis sind richtig?

Ⓐ Erregerreservoir sind Menschen und Tiere.

Ⓑ Es gibt Dauerausscheider.

Ⓒ Es handelt sich pathophysiologisch um eine Intoxikation.

Ⓓ Die Inkubationszeit beträgt ca. 2 Wochen.

Ⓔ Typische Kennzeichen sind hohes Fieber, Leukozytose und blutiger Durchfall.

Antwort:

☒ Lösungen Ⓑ und Ⓓ.

TYPHUS ist eine Erkrankung, die den Patienten schwer mitnimmt; sie steht nicht umsonst im **§ 6 IFSG** (und fällt damit wieder unter das Behandlungsverbot für den HP).

Der Erreger ist ein sehr stabiles **gramnegatives Stäbchen**: **SALMONELLA TYPHI.** Der Keim überlebt sowohl Austrocknen als auch Einfrieren.

Ⓐ **TYPHUS** (und Paratyphus) wird nur von **Mensch zu Mensch** übertragen (im Gegensatz zu Salmonella enteritidis), so daß eine Überwachung von Trink- und Abwasser das Auftreten von Typhus und Paratyphus stark eindämmen konnte.

Ⓓ Die **INKUBATIONSZEIT** beträgt im Mittel **2 WOCHEN** (7 bis 21 Tage); die Erreger wandern ins lymphatische Gewebe ein und vermehren sich in Makrophagen.

Klinik:

In der ersten Woche kommt es zu einem **TREPPENFÖRMIGEN FIEBERANSTIEG** – bis 40°C. Komplikationen (auch mit letalem Ausgang) können hier **Herz- und Kreislaufprobleme** sein. Normalerweise kommt es bei Fieber automatisch zu einer **Pulserhöhung**: pro 1°C Körpertemperaturerhöhung steigt der Puls um 10 Schläge pro Minute. Nicht so bei Typhus: die Temperatur steigt, der Puls folgt hier nicht; deshalb hatten Sie das Stichwort (relative) **BRADYKARDIE** gelernt.
Weiterhin klagt der Patient in dieser ersten Krankheitswoche über allgemeine grippeähnliche Symptome; meistens liegt eine Obstipation vor.

Ⓔ In der zweiten und dritten Krankheitswoche erscheint nun das klassische Vollbild:

- Kontinua-Fieber,
- Roseolen am Stamm,
- Hepatosplenomegalie,
- **ERBSBREIFÖRMIGER STUHL,**
- **LEUKOPENIE**.

➠ Der blutige Stuhl ist kein typisches Kennzeichen für Typhus; er gehört eher zur Shigellenruhr.

☠ Komplikationen dieser Krankheitsphase sind **Darmperforationen** oder **Darmblutungen**.

Ab der 4. Krankheitswoche geht's dem Patienten wieder besser (Rekonvaleszenz); wobei die vollständige Erholung lange dauern kann.
Typhus ist eine so konsumierende Erkrankung, daß viele Patienten Haarausfall als Schwächezeichen bekommen.

☠ Spätkomplikationen können darin bestehen, daß die Erreger **persistieren** und sich in Muskeln, Gelenken und Knochenhaut absiedeln. Von diesen Abszessen sind auch Rückfälle und Rezidive möglich. Eine weitere Möglichkeit ist, daß die Keime in der **Gallenblase** überleben ...

Ⓑ ... von dort kann der Patient andauernd Bakterien streuen – er ist ein **DAUERAUSSCHEIDER** geworden (für den sich nun das Gesundheitsamt im Sinne der Abwasserüberwachung interessiert!)

Übrigens: Paratyphus verläuft ähnlich; die Symptome sind nur insgesamt abgeschwächt.

Ⓒ **TYPHUS** stellt eine **SYSTEMISCHE INFEKTION** dar; die Erreger sind ab der 2. Woche im Blut nachweisbar.
Bei einer Intoxikation würde man maximal das Toxin nachweisen können; z. B. bei Cholera, Diphtherie oder Tetanus.

... DENN ZUM KÜSSEN SIND SIE DA

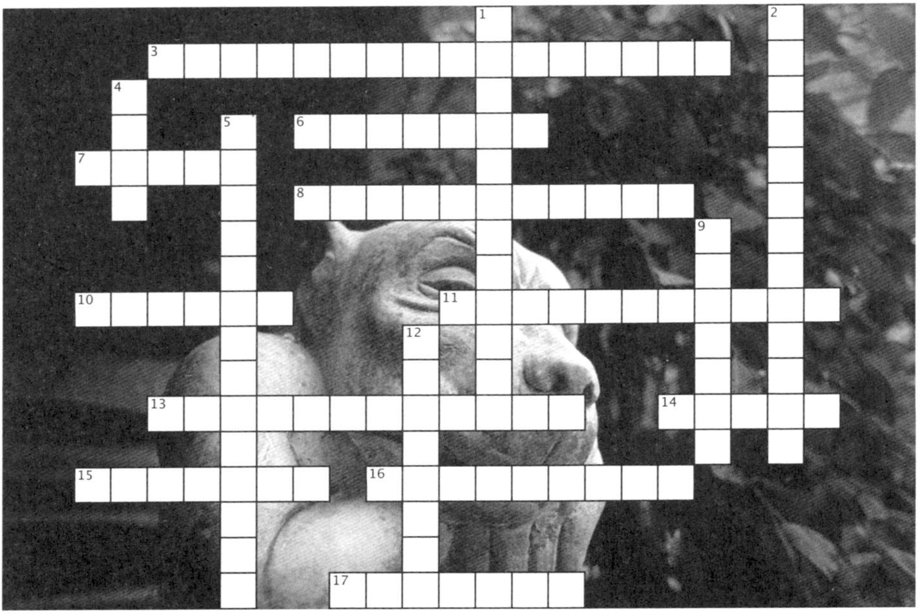

Waagerecht

3. Welcher Nerv läßt Sie schlucken?
6. Wenn Sie sich was von einem Rindvieh holen, ist das selten ein guter Rat, aber vielleicht eine ...
7. Ob süß, ob bitter, liegt auf der ...
8. Ein halbrohes Huhn und ein Schlag Kartoffelsalat ist die Heimat der...
10. Nicht konfluierender Ausschlag gehört zu ...
11. Wo sieht man bereits Außen, was Innen vorgeht?
13. Was haben Windpocken und Herr Heubner gemeinsam?
14. Wer überträgt ORF?
15. Seine Nützlichkeit ist in vielen Fällen fraglich ...
16. Schlägt Ihnen auf die Leber
17. Wie heißt ein Irrer, der in Milzbrand eine Waffe sieht?

Senkrecht

1. Die kissing disease des Herrn Pfeiffer ist ein ...
2. Außer Ärger für die Schwindsucht verantwortlich
4. Läuft Ihnen symbolisch über die Leber
5. Wozu braucht man Procain?
9. Um welches Medikament kämpfen wir?
12. Regt die Bauchspeicheldrüse auf

Lösungen auf Seite 208

50) Einfachauswahl

Welche Aussage zur Ornithose trifft zu?

Ⓐ Die Übertragung erfolgt durch Tröpfcheninfektion.

Ⓑ Die Erkrankung fällt unter das Behandlungsverbot für den Heilpraktiker.

Ⓒ Die Inkubationszeit beträgt ca. 1 bis 2 Tage.

Ⓓ Der Erreger ist ein Paramyxovirus.

Ⓔ Die Erkrankung geht typischerweise mit einer Konjunktivitis einher.

Antwort:

☒ Lösung Ⓑ.

Es gibt doch immer noch Fragen, wo man überlegen muß....

Ⓓ Die Ornithose, die „Papageienkrankheit" wird von einem gramnegativen Stäbchen, **CHLAMYDIA PSITTACI** verursacht.
Die Ornithose kann man nicht nur von Papageien, sondern im Prinzip von allen Vögeln bekommen: vom Wellensittich über Hühner bis zu Tauben.

Ⓐ Die Übertragung erfolgt durch Inhalation der Keime mit **TROCKENEM VOGELKOT**.

☞ Besonders gefährdet sind daher Leute, die verlassene Häuser herrichten; im Speicher nisten oft Tauben und wenn man den Vogelkot entfernt, tut man gut daran, für seinen eigenen Schutz zu sorgen.

Ⓒ Nach einer Inkubationszeit von 1 bis 2 Wochen bekommt der Patient

- hohes Fieber und
- Schüttelfrost,
- Kopf- und Gliederschmerzen
- und es setzt unter weiterem Temperaturanstieg ein trockener Husten ein.

Dieses Symptom ist das Kennzeichen der **ATYPISCHEN PNEUMONIE** mit einer diffusen Beteiligung der Lunge. Die Ornithose ist ein schweres Krankheitsbild und der Patient braucht einige Zeit, um sich vollständig zu erholen.

Ⓔ Eine **KONJUNKTIVITIS** gehört nicht zum Symptomenbild.
Eine Konjunktivitis gehört zu **CHLAMYDIA TRACHOMATIS**; diese Chlamydie kann das Trachom (Keratokonjunktivits mit Erblindung der 3.-Welt-Länder) oder bei uns eine Schwimmbadkonjunktivitis hervorrufen.

Ⓑ Nachdem Chlamydia psittaci im **§ 7** des IfSG erwähnt ist, fällt Sie ...

... wie könnte es anders sein – wieder unter das Behandlungsverbot für den Heilpraktiker.

INDEX

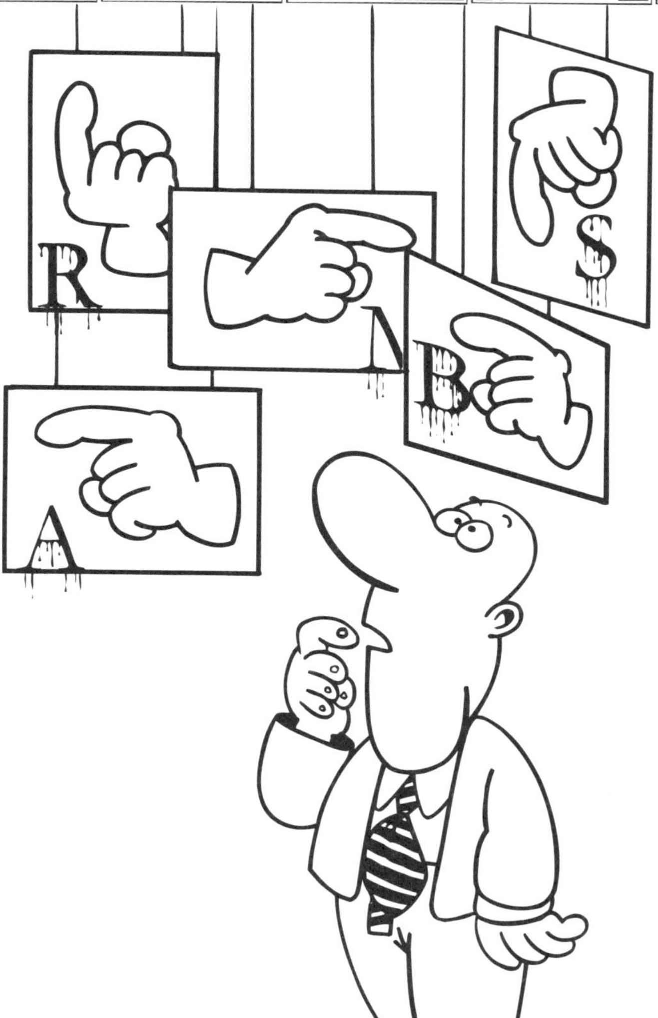

SYMBOLS

A

B

C

D

E

F

G

H

I

J

K

M

N

O

P

Q

R

S

T

U

V

W

Y

Z

So, ich hoffe, Sie verwenden den Index recht häufig.

Rätselfieber

Namentlich meldepflichtig bei mehr als 20 richtigen Antworten

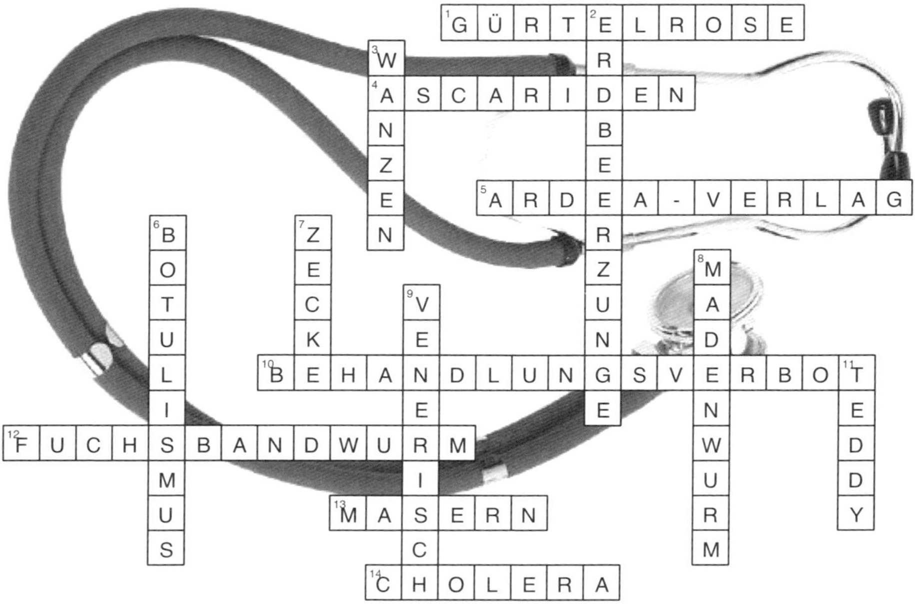

Waagerecht

1. Wie heißt die Fortsetzung von "Vom Winde verweht"? [Gürtelrose]

4. Wie heißen die Haustiere der Rohköstler und "Müslis"? [Ascariden]

5. Wo kriegen Sie die Poster der Infektionskrankheiten? [ARDEA-Verlag]

10. Aus der Diagnose HUS resultiert für den HP ein ... [Behandlungsverbot]

12. Er trägt die Schuld daran, daß Sie keine Beeren mehr im Wald pflücken sollten (deutscher Name) [Fuchsbandwurm]

13. Wer hatte jetzt gleich wieder die Koplikschen Flecken? [Masern]

14. Wer funktioniert Ihren Darm gründlich um? [Cholera]

Senkrecht

2. Woran erkennt man Scharlach [Erdbeerzunge]

3. Sie übertragen nicht nur Staatsgeheimnisse [Wanzen]

6. Der Anblick aufgetriebener Konserven erinnert an ... [Botulismus]

7. Auf welchem Tier reitet der Morbus Lyme zur Arbeit? [Zecke]

8. Welcher Nachtarbeiter verursacht am Arbeitsplatz Juckreiz? [Madenwurm]

9. Wie macht wenigstens die Übertragung Spaß? [venerisch]

11. Wenn er ansteckt, muß er in die Tiefkühltruhe [teddy]

Lösungen von Seite 90

WEISST DU, WO DIE KEIME WOHNEN?

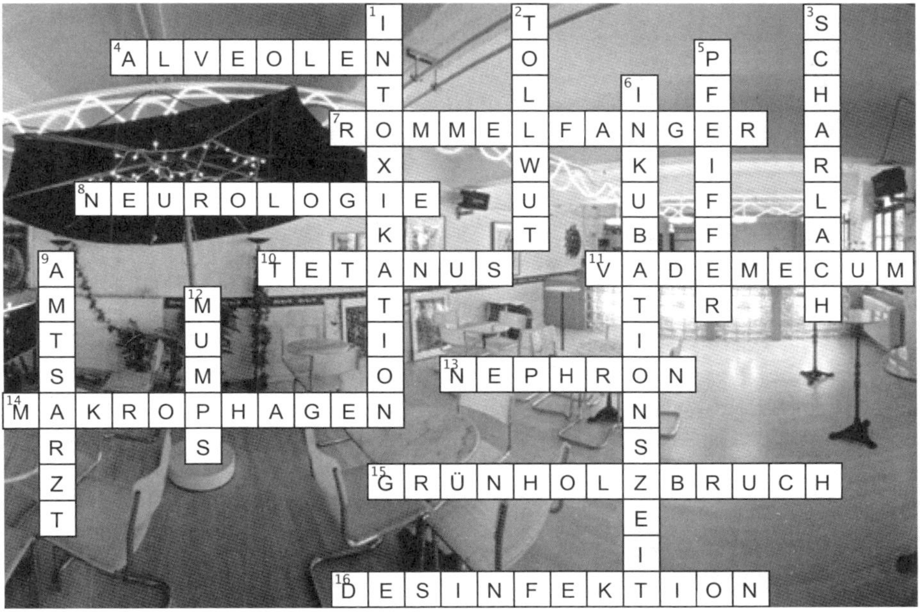

Waagerecht

4. Wo kommt Sauerstoff ins Blut? [Alveolen]
7. Ihr Lieblingsautor [Rommelfanger]
8. Es nervt Sie [Neurologie]
10. Eine "erdige" Erkrankung, die Sie sich immer wieder holen können [Tetanus]
11. Ein treuer Begleiter für den HP [Vademecum]
13. Kleinste physiologische Einheit der Niere [Nephron]
14. Wer frißt sich bei Ihnen zu Ihren Gunsten durch? [makrophagen]
15. Wie heißt eine mechanische Kinderkrankheit? [Grünholzbruch]
16. Worauf sollten SIe - außer auf guten Geschmack - noch achten beim Körperschmuck? [Desinfektion]

Senkrecht

1. Cholera ist eine ... [Intoxikation]
2. Die Hydrophobie gehört zur ... Na? [Tollwut]
3. Die Rübe ist rot, der Mund ist blaß, Sie haben ... [Scharlach]
5. Der Held der Feuerzangenbowle stand Pate beim Drüsenfieber [Pfeiffer]
6. Zeit der Infektion bis zu ersten Symptomen [Inkubationszeit]
9. Sie setzen ihm vor der Prüfung gerne Hörner auf und geben ihm einen Dreizack [Amtsarzt]
12. Macht dicke Backen [Mumps]

Lösungen von Seite 150

... DENN ZUM KÜSSEN SIND SIE DA

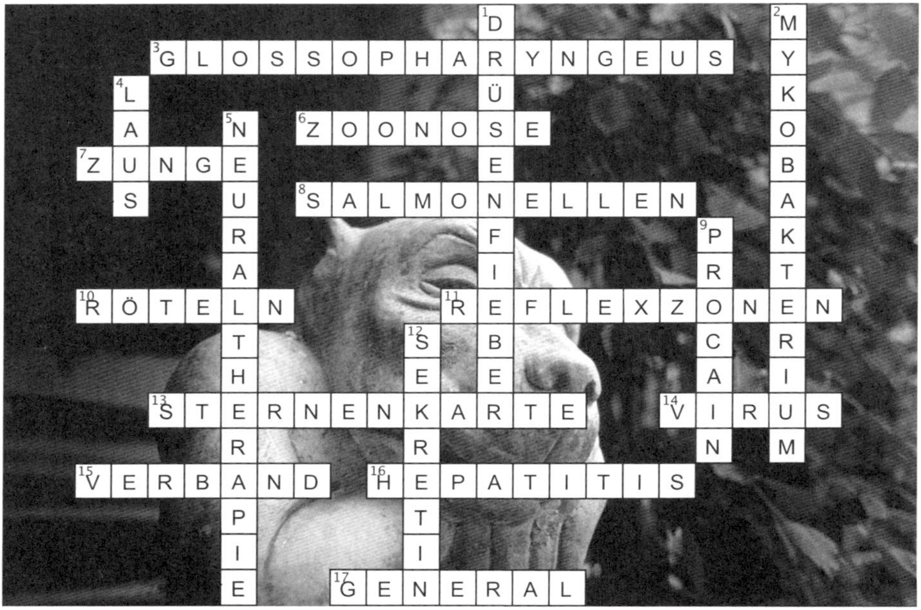

Waagerecht

3. Welcher Nerv läßt Sie schlucken? [glossopharyngeus]
6. Wenn Sie sich was von einem Rindvieh holen, ist das selten ein guter Rat, aber vielleicht eine ... [Zoonose]
7. Ob süß, ob bitter, liegt auf der ... [Zunge]
8. Ein halbrohes Huhn und ein Schlag Kartoffelsalat ist die Heimat der... [Salmonellen]
10. Nicht konfluierender Ausschlag gehört zu ... [Röteln]
11. Wo sieht man bereits Außen, was Innen vorgeht? [Reflexzonen]
13. Was haben Windpocken und Herr Heubner gemeinsam? [Sternenkarte]
14. Wer überträgt ORF? [Virus]
15. Seine Nützlichkeit ist in vielen Fällen fraglich ... [Verband]
16. Schlägt Ihnen auf die Leber [Hepatitis]
17. Wie heißt ein Irrer, der in Milzbrand eine Waffe sieht? [General]

Senkrecht

1. Die kissing disease des Herrn Pfeiffer ist ein ... [Drüsenfieber]
2. Außer Ärger für die Schwindsucht verantwortlich [Mykobakterium]
4. Läuft Ihnen symbolisch über die Leber [Laus]
5. Wozu braucht man Procain? [Neuraltherapie]
9. Um welches Medikament kämpfen wir? [Procain]
12. Regt die Bauchspeicheldrüse auf [Sekretin]

Lösungen von Seite 186